TRAVAUX SCIENTIFIQUES

SÉRUM ANTISTREPTOCOCCIQUE

PLAIES DE GUERRE — GREFFES EN

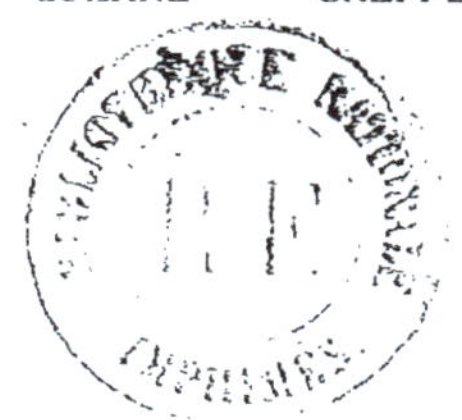

de

Madame Sophie VINAVER

Docteur ès sciences

Préparateur à l'Institut Pasteur

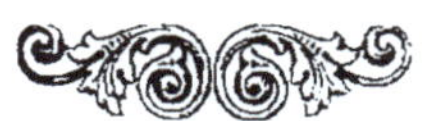

VICHY

G. COLLON, IMPRIMEUR-ÉDITEUR

—

1922

TRAVAUX SCIENTIFIQUES

SÉRUM ANTISTREPTOCOCCIQUE

PLAIES DE GUERRE — GREFFES EMBRYONNAIRES

de

Madame Sophie VINAVER

Docteur ès sciences

Préparateur à l'Institut Pasteur

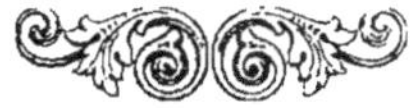

VICHY

G. COLLON, IMPRIMEUR-ÉDITEUR

—

1922

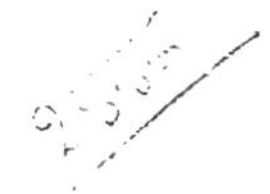

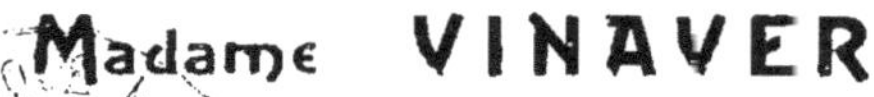

Madame **VINAVER**

née Sophie KRONGOLD

Décédée le 23 Décembre 1921, brusquement emportée en quelques jours, au moment même où l'Institut Pasteur, consacrant ses efforts, publiait dans les *Annales* le travail sur *l'Infection Puerpérale et le Sérum Antistreptococcique préparé d'après une méthode nouvelle.*

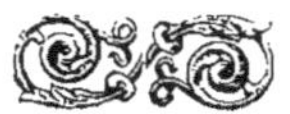

La Mort vient de la prendre
en pleine jeunesse, brisant
une existence entièrement
vouée au culte de
la Science

TITRES ET FONCTIONS

Licenciée ès sciences de l'Université de Bruxelles (1911).

Ancienne élève de l'Institut Pasteur (1911-1912).

Docteur ès-sciences de l'Université de Paris (1914)

Attachée à l'Institut Pasteur (*laboratoire de M. le Professeur Borrel*) (1913-1918).

Infirmière, chargée de la Stérilisation et du Laboratoire de Bactériologie à l'Hôpital Messimy. Ecole Polytechnique (*service de M. le Docteur Cazin*) (1914-1918).

Préparateur à l'Institut Pasteur (1918-1921)

Médaille d'honneur des épidémies (1918)

> « Depuis le début de la guerre s'est consacrée au traitement des blessés gravement infectés.
>
> A contracté une angine infectieuse dans son service ».

Je réunis ici, en un pieux hommage à Sa Mémoire, les travaux scientifiques de Madame SOPHIE KRONGOLD-VINAVER

En dédiant cet opuscule

A Sa Mère ,

A Sa Famille ,

A Monsieur le Docteur E. ROUX ,

A Monsieur le Docteur A. BORREL ,

A Monsieur le Docteur H. MARTIN ,

A Monsieur le Docteur A. CALMETTE ,

A Monsieur le Docteur P. MASSON ,

A Monsieur le Docteur M. CAZIN ,

A Monsieur le Docteur A. COUVELAIRE ,

A ses Collègues et Amis ,

je crois me conformer à son désir.

Dʳ B. VINAVER.

Paris, avril 1922.

MÉMOIRES ET COMMUNICATIONS

LISTE CHRONOLOGIQUE

1. — Note sur la transplantation de l'intestin d'embryon du rat sous la peau de l'animal adulte de la même espèce. *Comptes rendus des séances de la Société de Biologie, t. LXXV, p. 255, Séance du 18 octobre 1913.*

2. — Recherches expérimentales sur les greffes embryonnaires. — *Thèse de la Faculté des Sciences de Paris, février 1914.*

3. — Recherche des ferments contenus dans les greffes d'intestin embryonnaire (en collaboration avec M. E. POZERSKI) *Comptes rendus des Séances de la Société de Biologie, t. LXXVII, p. 280, Séance du 4 Juillet 1914.*

4. — A propos de la présence élective de l'enterokinase dans les greffes d'intestin embryonnaire (avec M. E. POZERSKI) *Société de Biologie, Séance du 11 juillet 1914.*

5. — Sur l'emploi méthodique des antiseptiques, basé sur l'examen bactériologique du pus, dans le traitement des plaies infectées (avec le Dʳ M. CAZIN). *Comptes rendus de l'Académie des Sciences, t. 162, p. 89, Séance du 10 Janvier 1916.*

6. — De l'emploi de l'eau de Javel dans le traitement des plaies infectées (avec le Dʳ M. CAZIN). *Paris Chirurgical, t. IX, Août-Septembre 1917, p. 389.*

7. — L'emploi de l'eau de Javel du commerce dans le traitement des plaies infectées (avec le Dʳ M. CAZIN) *Comptes rendus de l'Académie des Sciences, 7. 165, p. 569, séance du 22 Octobre 1917.*

8. — De l'emploi des antiseptiques dans le traitement des plaies infectées (avec le D' M. Cazin). *Comptes rendus des Séances de la Société de Biologie, t. LXXXI, p. 1214, séance du 16 décembre 1918.*

9. — Recherches expérimentales sur l'immunité antistreptococcique (avec M. V. Frasey). *Comptes rendus des séances de la Société de Biologie, t. LXXXII, p. 606, séance du 17 Juin 1919.*

10. — Pouvoir pathogène et virulence des streptocoques. *Comptes rendus des séances de la Société de Biologie, t. LXXXIII, p. 253, séance du 6 Mars 1920.*

11. — Contribution à l'étude du traitement des infections puerpérales streptococciques. *Bulletin de la Société d'Obstétrique et de Gynécologie, séance du 14 Février 1921, Paris.*

12. — Contribution à l'étude du traitement des infections puerpérales streptococciques, par un sérum antistreptococcique, préparé suivant une méthode nouvelle. *Le Progrès Médical, 16 Juillet 1921, p. 341.*

13. — Infection Puerpérale et le Sérum antistreptococcique préparé d'après une méthode nouvelle. *Annales de l'Institut Pasteur, t. XXXV, décembre 1921, p. 834.*

ANALYSES

1. — Tumeurs et parasites. *Bulletin de l'Institut Pasteur, t. XVII, 15 Octobre 1919, p. 650-656.*

2. — Pathogénie et croissance des tumeurs. *Id., t. XVIII, 15 Février 1920, p. 94-98 et 99-100.*

3. — Cancer expérimental et Etiologie des tumeurs. *Id., t, XVIII, 15 Mai 1920, p. 294-299 et p. 300.*

4. — Chimie des tumeurs ; traitement. *Id., t. XVIII, 30 Novembre 1920, p. 729-734.*

5. — Etiologie du cancer. *Id., t. XIX, 30 Janvier 1921, p. 61-65.*

6. — Traitement des tumeurs malignes. *Id., t. XIX, 15 Mai 1921, p. 326-328, p. 329-332 et p. 333-336.*

7. — Tumeurs des Oiseaux ; cancer. *Id., t. XIX, 30 Novembre 1921, p. 806-818.*

GREFFES EMBRYONNAIRES

TRANSPLANTATION DE L'INTESTIN DU RAT
SOUS LA PEAU
DE L'ANIMAL ADULTE DE LA MÊME ESPÈCE

(travail du laboratoire de M. le Professeur Borrel,
à l'Institut Pasteur)

Quelques auteurs, dans un but de thérapeutique chirurgicale, ont tenté de greffer des muqueuses sur les animaux adultes.

Tietze (1) [1899], sans succès ; Carnot (2) [1909] et Debernardi Lorenzo (3) [1910], avec des résultats positifs, transplantent sur les chiens adultes les lambeaux de la muqueuse de l'intestin et de l'estomac.

On ne voit pas, dans la littérature, d'étude sur la greffe de muqueuse embryonnaire. D'autre part, dans toutes les recherches qui ont été faites sur la greffe de tissus divers de l'embryon, on voit que les tissus les moins avancés en évolution donnent les meilleurs résultats. tels : le cartilage, l'os. La greffe d'organes différenciés réussit rarement.

Dans nos expériences, nous nous sommes proposé d'étudier l'évolution des organes d'embryon du rat, isolés complètement de tissus voisins et transplantés sous la peau de l'animal adulte de la même espèce. Nous communiquons aujourd'hui les résultats que nous ont donnés les greffes de l'intestin embryonnaire. Le volume de la masse intestinale prélevée dans le péritoine de l'embryon du rat était environ de 1 à 2 millimètres de diamètre.

Les rats porteurs-greffes étaient mâles ou femelles, de taille grande, petite ou moyenne.

---

(1) **Brun's Beiträge zur klinischen** Chirurgie, vol. XXV, p. 411, 1899.
(2) **Arch. de médec. expérim.,** 1905 et 1908.
(3) **Münch. med. Wochenschrift,** 1910, n° 21, p. 1677.

Les embryons dont l'intestin devait servir de greffe étaient également d'âge différent, âge que nous avons évalué d'après leur poids, lequel variait de 1 gr. 5 à 4 grammes. Nous avons pratiqué la greffe de l'intestin embryonnaire sur 63 rats dont 34 nous ont donné des résultats positifs. Dès les premiers jours, après la greffe, c'est-à-dire huit à dix jours, nous notons une augmentation appréciable de volume, il grossit ensuite toujours plus. A l'heure actuelle, nous possédons une greffe de l'intestin, laquelle date du 13 Juin 1913, est par conséquent de quatre mois ; elle s'étend en longueur de 4 à 5 centimètres et présente à un endroit un kyste très grand. Cette greffe continue toujours à évoluer.

Pour nos recherches microscopiques, nous avons sacrifié quelques animaux, à des intervalles de temps variant de quinze jours à soixante-sept jours. La coupe montre d'une manière générale l'évolution kystique. La muqueuse intestinale présente de nombreux plis et villosités, et envoie dans la profondeur du tissu conjonctif des cryptes. La villosité montre sur tout son pourtour un épithélium de revêtement ininterrompu, lequel, ainsi que les glandes de Lieberkühn y annexées, sécrète abondamment du mucus par ses cellules caliciformes. Dans l'épithélium glandulaire, même après soixante-sept jours, les figures karyokinétiques sont très fréquentes. Le fond des cryptes repose sur une couche continue longitudinale (*muscularis mucosæ*) laquelle constitue une couche continue autour de la villosité. L'étude histologique comparative de témoins — frères des intestins greffés — nous a montré qu'au moment de la greffe, l'intestin embryonnaire était encore au stade précoce de son développement ; la muqueuse était simple, formée de cellules épithéliales cylindriques, toutes semblables ; pas de cellules muqueuses ni de formations glandulaires différenciées.

Le facteur qui semble particulièremnt influencer la greffe de l'intestin est l'âge de l'embryon dont l'organe sert à la greffe. Nous avons remarqué que la greffe de l'intestin réussit le mieux et presque toujours lorsque l'embryon pèse 2 grammes. Le poids de l'embryon étant 3 gr. 5 à 4 grammes, la greffe de l'intestin restait toujours négative. L'âge de l'animal porte-greffe joue certainement un rôle important dans la greffe de l'intestin embryonnaire ; les rats jeunes de taille petite ou moyenne se prêtent le mieux à cette greffe.

En résumé : la muqueuse intestinale de l'embryon du rat encore non différenciée fonctionnellement et transplantée sous la peau de l'animal adulte de la même espèce continue à se développer. Elle évolue jusqu'à sa fonction sécrétrice. Celle-ci est accompagnée et conditionnée par une prolifération cellulaire intense.

(Comptes rendus des séances de la Société de Biologie, t. LXXV, p. 255, séance du 18 Octobre 1913).

RECHERCHES EXPERIMENTALES SUR LES GREFFES EMBRYONNAIRES

Thèse de la Faculté des Sciences de Paris, (1)
(travail du laboratoire de M. le Professeur BORREL
à l'Institut Pasteur)

INTRODUCTION

· L'étude de la greffe des tissus embryonnaires permet d'approfondir nos connaissances sur la biologie des tissus et peut en même temps projeter une lumière plus pénétrante sur l'étiologie des tumeurs. En pratiquant les greffes de tissus embryonnaires, nous réalisons des conditions pathologiques favorable au développement de certains tissus. Il était intéressant de partir de tissus embryonnaires non différenciés et de voir comment et sous quel aspect ceux-ci se différencieront. Les proliférations cellulaires seront-elles typiques ou atypiques ? Perfectionnant, de plus en plus, la technique de la greffe, on peut arriver à prolonger ces cultures *in vivo* des organes ou tissus dont on désire étudier le mécanisme d'évolution et suivre ainsi son processus de développement à travers tous les stades. L'énergie de la prolifération d'un groupe cellulaire étant connue, il était important de pouvoir altérer plus encore son développement, et ceci par un irritant de nature pathologique très spéciale, tel qu'un virus.

C'est là dans ses traits très généraux l'étude qui nous a été proposée par M. Borrel. Ce travail, basé à la fois sur la biologie

---

(1) Extraits de la thèse présentée à la Faculté des Sciences de Paris et soutenue le 27 février 1914. 121 pages, 7 planches hors-texte. Laval, L. Barnéoud et Cie, imprimeurs.

et la pathologie, aurait exigé un grand nombre d'expériences d'une durée prolongée. Malheureusement, limitée par le temps, nous n'avons pas pu donner à certains chapitres l'étendue désirable.

Plan du travail. — Notre travail comprendra quatre parties :

Dans la *première,* nous nous occuperons exclusivement de la *greffe des tissus embryonnaires.* Nous avons repris l'étude de la transplantation depuis la greffe de tissus complexes jusqu'à celle des organes les plus différenciés, transplantés isolément. L'étude de la greffe constitue la partie la plus étendue de notre travail. Après avoir décrit la technique que nous avons suivie pour l'introduction *sous la peau* des fragments embryonnaires de tissus et d'organes, nous donnerons les résultats pour chaque groupe de greffes que nous avons pratiquées. Nous établirons les conditions générales de la greffe ainsi que celles spéciales à chaque groupe. Nos expériences qui ont porté sur un grand nombre de rats, nous conduisent par leurs résultats à modifier sensiblement les idées reçues sur la transplantation.

La *deuxième* partie est consacrée à des essais pour réaliser les *passages en séries* des greffes embryonnaires obtenues et nous passerons dans la *troisième* partie à *l'immunisation* contre les greffes des tissus embryonnaires par la méthode de vaccination à l'aide de ces mêmes tissus.

Enfin, dans la *quatrième* partie, nous étudierons les *greffes mixtes* formées du mélange de cellules embryonnaires et néoplasiques. Ces expériences se poursuivent encore à ce moment, nous ne ferons qu'exposer les résultats constatés jusqu'à ce jour.

CHAPITRE PREMIER

TRANSPLANTATION DES TISSUS EMBRYONNAIRES

TECHNIQUE

1° MANUEL OPÉRATOIRE

Nous avons choisi pour nos expériences sur la transplantation des tissus embryonnaires le rat blanc, animal de choix pour
ces opérations. Les rats destinés à porter la greffe étaient mâles
ou femelles d'âge varié. L'âge a été établi d'après leur taille :

Taille grande correspondant à un poids de 174 grammes, carac-
ristique d'un rat vieux.
Taille moyenne : poids 93 grammes ; rat adulte jeune,
Taille petite : 45 grammes ; rat très jeune.

Les embryons de rats dont nous nous sommes servis pour
les greffes, étaient également de différents âges. Ici encore nous
avons évalué l'âge d'après poids, car on peut approximative-
ment suivre le début de la gravité chez la femelle du rat. Les
plus jeunes de nos embryons correspondaient à un poids de 1 à
2 grammes, les plus âgés à un poids de 4 à 5 grammes. Les
embryons devant servir à la greffe étaient pris sur des femelles
blanches fécondées par un rat blanc.

Dès qu'on avait tué celles-ci on en extirpait les utérus avec
les embryons pour les placer dans un récipient stérilisé. On
enlevait ensuite les membranes fœtales et l'embryon était ou
bien greffé en entier ou bien réduit en bouillie. Pour faire la
greffe des organes, nous avons *isolé,* dans le péritoine de
l'embryon, l'intestin, l'estomac, le rein, le foie, ou *incisé* sur
l'embryon, la tête avec le cou, les yeux, la langue, les maxil-

laires, le fémur. Les organes enlevés étaient inclus entiers ou découpés en deux ou trois fragments. Ils étaient ou isolés d'une façon absolue (c'était le cas, par exemple pour les glandes salivaires, l'intestin, l'estomac, le rein) ou bien avec la peau, tels les maxillaires, le fémur. Le fragment embryonnaire préparé était introduit à l'aide d'un trocart (une petite cuiller) sous la peau de la face ventrale du rat adulte. Nous prenions toujours le soin de placer le fragment le plus haut possible, généralement sous l'aisselle. Il importe d'opérer très vite pour que les tissus embryonnaires destinés à la greffe n'aient pas le temps de se dessécher. D'autre part, pour certains organes, tels que les glandes salivaires, nous nous sommes servis d'une pipette effilée en verre, au lieu du trocart usuel. Les dimensions de ce dernier sont trop grandes pour ces organes qui à l'état embryonnaire sont d'un volume infime. Toutes ces opérations doivent être pratiquées aseptiquement : les récipients étaient stérilisés. les instruments bouillis ; le trocart, préalablement bouilli, était flambé à chaque nouvelle inoculation. Ces soins d'asepsie nous ont permis d'éviter l'infection de nos animaux d'expérience. La greffe ayant été faite, nous sacrifiâmes ensuite nos animaux à des intervalles variés : trois, quatre, six semaines, deux, quatre, cinq et même dix mois. A l'autopsie, les pièces se montrant toujours encapsulées et attachées intimement à la peau, nous coupions les adhérences, détachant ainsi la greffe toute entière dans sa capsule.

2° TECHNIQUE HISTOLOGIQUE

Les pièces étaient portées de suite dans le liquide fixateur : picro-formol de Bouin, où elles séjournaient pendant trois jours. Après la déshydratation dans les alcools et l'imprégnation par le toluène, elles étaient incluses dans la paraffine.

Les coupes étaient pratiquées au microtome, parallèlement au grand axe de la pièce, et colorées par diverses méthodes.

1° Colorer à l'hémalun de Mayer (Hématéine de Geigy).
2° Différencier dans l'alcool chlorhydrique (V gouttes p. 100).
3° Bleuir dans le carbonate de lithium à 1 p. 100.
4° Bien laver à l'eau ordinaire.
5° Colorer 10 minutes dans l'éosine w. g. de Grübler à 5 p. 100 ou une heure dans la solution de 1 p. 100.

6° Laver.

7° Colorer 10 minutes dans la solution de safran préparée comme il suit :

Faire bouillir 1 gramme de safran du Gâtinais de l'année dans 100 centimètres cubes d'eau de source, pendant une heure. Filtrer. Ajouter 1 centimètre cube de tannin à 5 p. 100 et 1 centimètre cube de formol du commerce.

8° Laver, déshydrater, monter.

Après cette coloration les noyaux viennent en bleu, le protoplasma en rose, en rouge saumon ou en orangé, suivant les cas, avec différenciations très fines, les fibres nerveuses, élastiques et musculaires en rose franc très vif, granulations éosinophiles et la chondrine, en jaune d'or brillant.

3° Méthode de MALLORY, modifiée par Pierre MASSON :

1°Colorer à l'hématoxyline ferrique de Heidenhain. Différencier dans l'alun de fer jusqu'à décoloration du tissu conjonctif, et, autant que possible, du cytoplasme.

2° Laver à l'eau.

3° Colorer 5 à 10 minutes dans une solution aqueuse de rubine acide (Sœrefuchsin Grübler) à 1 p. 1.000, jusqu'à coloration rose des cytoplasmes.

4° Différencier 5 minutes dans l'acide phosphomolybdique à 1 p. 100.

5° Colorer 20 minutes au moins (une heure au plus dans le mélange suivant :

Bleu d'aniline à l'eau de Poirrier à 1 p. 100 .... 1 partie
Solution aqueuse d'acide phosphomolybdique à 1 p. 100.   1 partie

6° Rincer à l'eau distillée additionnée de V gouttes p. 100 d'acide acétique, et puis à l'alcool à 90°, pour extraire tout le bleu qui imbibe le protoplasme sans y être fixé.

7° Alcool absolu, xylol, xylol acétique. (IIgouttes p. 100), baume.

Après l'hématoxyline, il est préférable de décolorer à la teinture d'iode :

1° Préparer une solution saturée d'iode dans l'alcool absolu.

2° Au sortir de l'hématoxyline, laver les coupes à l'alcool absolu, puis les plonger dans la solution iodée de 30 secondes à 1 minute, suivant la durée de la coloration.

3° Rincer à l'alcool puis à l'eau, puis dans une solution saturée de carbonate de lithine dans l'eau.

4° Les coupes ainsi dépouillées d'iode sont lavées à l'eau ordinaire, puis à l'eau acétifiée (V gouttes p. 100).

5° Ensuite on passe à la Sœrefuchsin, comme ci-dessus.

Ce dernier procédé donne une coloration nucléaire et centrosomique absolument pure, et blanchit complètement le tissu collagène.

Résultats : chromatine et centrosomes noirs, cytoplasmes, fibres musculaires nerveuses et élastiques, rouges. Fibres collagènes, substance intermédiaire du cartilage et de l'os, bleues.

I. — GREFFE D'EMBRYONS ENTIERS

Suivant la technique décrite précédemment, nous avons essayé d'introduire sous la peau du rat adulte des embryons entiers, retirés de leurs enveloppes. Les embryons dont nous nous sommes servis, étaient âgés de deux à dix-sept jours, donc à des stades différents de leur développement.

Dans un cas, où l'embryon avait été greffé à l'âge de deux à trois jours, la greffe persistait encore après 95 jours, quand on a pratiqué l'autopsie. Ce cas était intéressant en ce qu'un rapport particulier s'était établi entre la greffe et la femelle porte-greffe. L'utérus de la femelle envoyait, à travers le tablier péritonéal, une riche vascularisation, qui s'appliquait contre l'embryon greffé, celui-ci s'est présenté sous la forme d'un tout petit fragment accolé ainsi à la surface du péritoine. A l'examen microscopique ce nodule montrait du cartilage bien différencié, vivant et en voie de prolifération.

Les autres autopsies pratiquées, les unes, après 30 jours, les autres après 42 jours, ont montré une différenciation marquée de plusieurs tissus. L'embryon se tranforme partout en un amas constitué par : du cartilage (lequel s'ossifie par place), des kystes revêtus de tissu épithélial stratifié pavimenteux avec des poils ; dans un cas du tissu nerveux (Pl. IV ; fig. 1) était différencié. Or, l'embryon frère de ceux inoculés dont on a pratiqué des coupes en séries, à titre de témoin, montre que les tissus au moment de la greffe, étaient à peine différenciés. On y devine difficilement le futur cartilage, et l'ectoderme est sans glandes, ni poils.

Parmi les embryons entiers, que nous avons greffés, les meilleurs résultats nous ont été donnés par ceux qui étaient âgés de six à sept jours, les embryons plus jeunes se sont résorbés presque toujours. Il en a été, au reste, de même pour la plupart des embryons âgés ; les cas positifs sont en somme exceptionnels ; sur 35 greffes d'embryons entiers, nous n'avons obtenu que cinq résultats positifs.

II. — GREFFE DE BOUILLIE EMBRYONNAIRE

Réduisant aseptiquement les embryons en une bouillie grossière, les découpant en petits fragments nous avons pû arriver à des résultats plus satisfaisants. Sur vingt greffes pratiquées, 12 ont donné des résultats positifs. Ainsi, par exemple, les embryons âgés de six à sept jours découpés en quelques fragments et inoculés ensuite à 5 rats jeunes nous ont donné cinq greffes positives, tandis que les mêmes embryons, greffés entiers n'ont donné qu'une greffe sur les quatre rats inoculés. Les animaux porte-greffe étaient sacrifiés à des intervalles variant de 19 jours à 97 jours. Les masses enlevées atteignaient parfois une longueur de 2 à 5 centimètres et laissaient reconnaître, macroscopiquement, des îlots cartilagineux, osseux, parfois des dents complètement développées. Leur étude histologique montre une grande variété de tissus des trois feuillets blastodermiques. On voit ainsi, l'épiderme avec des poils et des glandes sébacées, la rétine, du cartilage, de l'os, des follicules lymphoïdes, des muscles lisses et même des glandes intestinales en pleine activité sécrétant du mucus et enfin des canaux glandulaires. La coupe montre presque toujours une série de kystes revêtus d'un tissu épithélial cilié ou pavimenteux.

Ces formations de nature complexe nous ont conduit à faire des greffes d'organes isolés, où l'on peut plus aisément suivre l'évolution de chaque tissu. Nous avons voulu, par ce procédé. connaître les tissus susceptibles de transplantation.

Nous exposerons les résultats de nos greffes d'organes en les classant dans l'ordre suivant : maxillaires supérieur et inférieur, langue, fémur, yeux, intestin et estomac, glandes salivaires, rein.

III. — GREFFE DES ORGANES EMBRYONNAIRES

1° *Maxillaires supérieur et inférieur.* — Pour pratiquer la greffe des maxillaires, nous avons enlevé ces organes chez l'embryon de la façon suivante : une incision a été faite des deux côtés de la cavité buccale de l'embryon, là où le maxillaire supérieur rejoint le maxillaire inférieur. Les deux moitiés du museau ainsi libérées, nous avons détaché la langue et découpé ensuite les maxillaires. Ils se trouvaient ainsi enlevés avec la muqueuse buccale et la peau recouvrant la face antérieure des lèvres. Les maxillaires étaient fragmentés, le morceau inclus variait entre un demi-millimètre et un millimètre et la dimension d'une moitié d'un maxillaire entier enlevé pouvait être d'un millimètre et demi à deux millimètres chez un embryon âgé. Nous nous sommes servis d'embryon de différents âges. Les rats destinés à porter la greffe étaient ou des mâles ou des femelles plus ou moins âgés. L'inoculation était toujours pratiquée sous la peau ; deux à trois fragments d'un maxillaire étaient introduits à la fois. Le même rat était souvent porteur de deux greffes, l'une à l'aisselle droite, l'autre à l'aisselle gauche. Dès le huitième jour on note une augmentation de la greffe, qui atteint alors parfois une longueur de 2 à 5 centimètres de largeur. Puis, à un certain moment, l'accroissement semble s'arrêter et le volume reste alors invariable, pendant des mois. Actuellement nous possédons une greffe de maxillaires datant du 5 novembre 1912, âgée par conséquent de douze mois. Cette greffe ayant atteint la longueur d'un centimètre et demi avait gardée celle-ci invariablement pendant huit à neuf mois ; depuis elle semble reprendre son accroissement, son volume augmentant d'une façon appréciable.

Nous avons fait 68 greffes de maxillaires, dont 45 avec un résultat positif et 23 avec un résultat négatif. Nous tenons à remarquer que, de ces 23 rats, qui se sont montrés réfractaires à la greffe, 12 étaient galeux, les résultats négatifs des autres ne peuvent guère être attribués qu'à la réceptivité individuelle variable pour chaque animal.

Le plus grand nombre de ces greffes devait nous servir à des expériences ultérieures, expériences que nous décrirons dans le dernier chapitre de notre thèse.

Pour nos recherches microscopiques nous avons sacrifié les animaux à des intervalles variant entre vingt jours à cinq mois.

Les coupes ont été pratiquées parallèlement au grand axe de la pièce et colorées à l'hématéine éosine, suivie ou non de safran.

De tous les greffes, en général, que nous avons pratiquées, celle des maxillaires embryonnaires est la plus facile à obtenir. Elle réussit presque toujours quel que soit l'âge de l'embryon, tandis que pour la greffe des autres organes il faut souvent choisir convenablement l'âge de l'embryon. Nous venons de voir que les maxillaires enlevés chez un embryon dont le poids est ou bien de 5 grammes à 5 gr. 5 (embryon âgé), ou bien de 2 grammes à 2 gr. 5 (embryon jeune), et transplantés sous la peau du rat adulte, peuvent se différencier, continuer leur développement et achever même complètement l'évolution des tissus tels que : tissus dentaires, tissus de la peau. Ces tissus, accompagnés d'os et de cartilage, peuvent ensuite se conserver pendant des mois, proliférer même, comme par exemple le tissu épithélial qui est incapable de bourgeonner après cinq mois. L'âge de l'animal porte-greffe intervient au point de vue de la conservation de la greffe. Celle-ci se maintient mieux lorsque l'animal est jeune. En ce qui concerne la limite de persistance des greffes en question, nous ne pouvons pas encore nous prononcer, car actuellement, après sept et même douze mois, certaines de nos greffes de maxillaires continuent encore à évoluer.

2° *Langue.* — Nous l'avons extirpée de la cavité buccale de l'embryon et incluse sous la peau d'un rat adulte, entière ou découpée en petits fragments. La dimension de la langue était de 2 millimètres. Nous l'avons greffée sur quatorze rats, jeunes, de petite taille. Le poids de l'embryon variait entre 3 et 4 grammes. Six rats nous ont donné des résultats positifs, deux ont été sacrifiés, quatre utilisés pour des expériences ultérieures. A l'autopsie on détache de la peau une masse longue de 1 cm. 5 sur 1 centimètre de largeur.

Microscopiquement après 30 jours, la structure est la suivante : kystes, revêtus par un épithélium stratifié du type pavimenteux ; muqueuse linguale avec des papilles courtes revêtues par un épithélium pavimenteux très épais ; les muscles striés de la langue sont intriqués les uns dans les autres et parfaitement développés (Pl. II, fig. 1).

3° *Fémur.* — Nous avons essayé de greffer le fémur de l'embryon en entier ou en fragments, couvert ou non de la peau. Les embryons qui nous ont servi étaient de différents âges. Nous avons opéré sur vingt-neuf rats, mâles ou femelles, jeunes, de taille moyenne, dix-sept rats nous ont donné des résultats positifs. Actuellement nous possédons encore deux greffes de fémur qui datent du 5 novembre 1912, âgées par conséquent de plus d'un an. Après un long stade de repos, nous notons pour une de ces greffes, depuis 2 à 3 mois, une augmentation de volume. Elle semble de nouveau évoluer. A l'autopsie l'organe transplanté atteignait deux à six fois son volume primitif, sa forme souvent était encore reconnaissable. Dans un cas, après 60 jours, le fémur greffé en fragments, atteint la longueur de 3 centimètres. La tête de fémur est constituée par deux tubercules accolés l'un à l'autre. A l'examen microscopique on voit une ossification régulière et très belle du cartilage, lequel coiffe la moelle osseuse. Ailleurs les cellules cartilagineuses prolifèrent, elles sont réparties en groupes constituant le cartilage sérié. La peau annexée se développe avec les poils et les glandes (Pl. III, fig. 2). Dans un autre cas, le fémur enlevé dix mois après la greffe, montre à l'examen microscopique encore de la moelle osseuse, qui se maintient parfaitement vivante et occupe toute l'épaisseur de la greffe. Elle est entourée de lamelles osseuses. Deux îlots cartilagineux persistent encore, dont les cellules cartilagineuses sont réparties en groupes sériés Beaucoup de tissus desquamés.

4° *Yeux*. — Pour pratiquer la greffe des yeux nous les avons enlevés en entier chez l'embryon avec le pédicule qui les attache à l'orbite. Les annexes de l'œil qu'on a tranplantés en même temps que l'œil étaient : la conjonctive et la glande lacrymale. Les embryons dont les yeux devaient servir à la greffe étaient de différents âges. A l'aide du trocart on introduit un seul œil de l'embyron sous la peau du rat adulte. Les rats porteurs de la greffe étaient blancs et noirs, mâles ou femelles, de préférence les femelles. Nous avons sacrifié les animaux à des intervalles variant de 21 jours à 131 jours. Les coupes étaient colorées par le Trithromique de Pierre Masson (méthode simplifiée de Mallory) voir p. 17).

Nous avons essayé de greffer les yeux noirs provenant des mêmes embryons sur trois rats blancs. mais le résultat a été toujours négatif.

Ainsi nous venons de voir neuf greffes d'yeux embryornaires positives sur un total de 35 greffes. Dans tous les cas cités, nous avions pu toujours constater un développement et une persistance très longue des annexes oculaires tels que peau des paupières, conjonctive, glande lacrymale. Parmi les éléments ectodemiques propres à l'œil, le cristallin et la cornée sont ceux qui persistent le plus longtemps. Les éléments pigmentaires s'observent rarement, la rétine se résorbe en premier lieu. Si nous résumons les conditions dans lesquelles nous avons opéré la greffe des yeux embryonnaires il en résultera : que ni l'âge de l'embryon, ni celui du rat porteur de la greffe, ne sont susceptibles d'influencer le résultat de la greffe. Il nous a semblé cependant que les yeux déjà un peu différenciés, c'est-à-dire des embryons âgés (4 à 5 grammes), se prêtent mieux à la greffe.

Du *système nerveux* des embryons, ncus avons essayé de greffer le cerveau et la moelle épinière, mais les résultats sont restés toujours négatifs.

Parmi les tissus *incisés*, sur place dans l'embryon, pour la transplantation, nous rappellerons encore, nos essais de greffe de lambeaux de la peau des embryons. Le résultat a été toujours, négatifs, tandis qu'ainsi que nous venons de le voir la peau transplantée avec un organe (maxillaire, fémur) a continué à se développer. Son épiderme prolifère, se multiplie, produit des poils, forme des glandes et finit par se desquamer par sa surface.

5° *Intestin et estomac.* — Les embryons dont nous nous sommes servis pour faire la greffe étaient de différents âges, afin de pouvoir déterminer celui qui donnerait les meilleurs résultats. Les rats porteurs de greffes étaient mâles ou femelles, adultes ou jeunes, de grande taille, moyenne ou petite. L'estomac nous a donné un résultat minime en comparaison de celui obtenu avec l'intestin ; pour cette raison nous n'avons continué que les greffes de ce dernier organe.

Pour pratiquer la greffe nous prélevions les anses intestinales et l'estomac dans le péritoine des embryons les séparant bien de tissus voisins. Ils étaient ensuite inclus sous la peau du rat adulte, entiers ou par fragments. La dimension du fragment intestinal inclus, variait entre 1 à 2 millimètres. Dès les premiers jours après la greffe c'est-à-dire du huitième au dixième jour, on note une augmentation appréciable de volume, la croissance continue toujours (voir Pl. IV, fig. 2, rat avec greffe de l'intestin, âgée de trois mois ; et fig. 3, rat porteur d'une greffe d'intestin, âgée de 138 jours).

Nous avons actuellement une greffe qui continue toujours à s'accroître. Elle date du 13 juin 1913 et a par conséquent quatre mois. Cette greffe a une longueur de 4 à 5 centimètres environ et présente, tout en bas de l'abdomen du rat, un énorme kyste rougeâtre, mou à la palpation.

Nous avons opéré la greffe de l'intestin sur 83 rats dont 43 nous ont donné des résultats positifs. Nous n'avons pas autopsié tous les animaux car le plus grand nombre de nos greffes d'intestin devait servir à des expériences ultérieures, sur lesquelles nous reviendrons dans le dernier chapitre de notre thèse. Nos recherches microscopiques portent donc seulement sur quelques animaux. Nous les avons sacrifiés à des intervalles variant de 15 jours à 67 jours. Les coupes ont été colorées à l'hématéine-éosine et par la méthode au safran de M. P. Masson.

En résumé, nos recherches microscopiques ont montré que l'intestin de l'embryon de rat non différencié fonctionnellement, transplanté sous la peau de l'animal adulte de la même espèce, continue à se développer. Il évolue jusqu'à sa fonction sécrétrice. Cette différenciation est accompagnée et conditionnée par une prolifération cellulaire intense.

Nous avons pratiqué nos greffes de l'intestin embryonnaire sur seize séries d'animaux.

Il résulte de ces recherches que les 43 cas positifs comprennent 9 greffes d'estomac (sur 20) et 34 greffes d'intestin. Le facteur qui semble particulièrement influencer la greffe de l'intestin embryonnaire est *l'âge de l'embryon* dont l'intestin ou l'estomac devaient servir à la greffe. Nous avons évalué cet âge d'après le poids et nous avons remarqué que la greffe de l'intestin réussit le mieux et presque à coup sûr lorsque l'embryon pèse 2 grammes. Cela a été le cas de la plupart de nos greffes positives. Lorsque l'embryon pesait de 1 gr. 5 à 4 grammes la greffe donnait des résultats moyens, tandis qu'avec les embryons pesant de 3 gr. 5 à 4 grammes le résultat était toujours négatif. L'âge de l'animal récepteur, joue certainement un rôle important dans la greffe de l'intestin. Les rats adultes vieux ont donné presque toujours des résultats nuls ; le mieux pour la greffe de l'intestin embryonnaire c'est d'employer des rats jeunes de taille petite ou moyenne.

6° *Glandes salivaires.* — Nous avons transplanté les glandes salivaires comprises dans la région sous-maxillaire de l'embryon : 1° non isolées et 2° séparées complètement des tissus voisins. La technique dans le premier cas était simple : le cou de l'embryon ou la tête entière avec la région sous-maxillaire étaient réduits en fragments, ces derniers étaient ensuite inclus sous la peau de l'animal adulte, de sorte que les glandes salivaires se sont trouvées transplantés soit toutes entières soit seulement en partie. Elles se sont développées et ont proliféré au milieu de tissus variés. Ainsi dans un cas, où nous avons greffé la tête de l'embryon et la région sous-maxillaire fragmentés, les deux glandes se trouvaient comprises en même temps dans un des fragments inclus. L'examen microscopique de la greffe en question après 40 jours montrait l'aspect suivant : les deux glandes se trouvaient logées chacune à un bout de la greffe entre des travées osseuses. Une lame de tissu conjonctif entourait chaque glande et la séparait ainsi de tissus voisins. Une de ces glandes présentait des conduits larges, très distendus, revêtus d'un épithélium plat très mince, à côté de petits canaux très serrés, colorés plus intensément. Ces derniers étaient tapissés par une assise formée d'éléments cubiques ou par plusieurs couches d'éléments épithéliaux aplatis. Par places cet épithélium bourgeonne, certaines cellules se divisent par clivage. L'autre glande est constituée par de petits canaux très serrés revêtus d'une couche unique de cellules cubiques, dont les limites ne sont pas visibles ou de plusieurs couches. Cet épithélium donne de courts prolongements en forme de petits bourgeons épithéliaux. Il y en a qui sont réunis entre eux par des cordons cellulaires. Quelques cellules s'y divisent par clivage. Outre ces petits canaux, on voit dans la coupe les grands conduits excréteurs très distendus, et revêtus d'éléments épithéliaux plats ; quelques-uns de ces conduits montrent encore l'épithélium cylindrique normal. On n'aperçoit que quelques acinis petits formés de cellules coniques et creusées d'une lumière étroite. Entre les canicules, conduits et acinis, s'infiltre abondamment un tissu cellulaire jeune formé de petits éléments ronds.

Dans une greffe de la tête transplantée avec la région sous-maxillaire et examinée 48 jours après l'implantation, on constate le développement d'une glande salivaire, du type nettement séreux (la sous-maxillaire). Elle est entourée d'un tissu graisseux qui l'isole complètement du tissu voisin où se trouve de la peau différenciée avec des poils. La glande salivaire fait corps avec un follicule lymphoïde dont les petites cellules rondes s'infiltrent dans la glande. Cette dernière montre ses deux parties, excrétrice et sécrétrice, bien développées. Les acinis sont nombreux, leur lumière est très réduite, les cellules qui les constituent sont coniques. Entre les acinis se trouvent une série de petits canalicules, revêtus d'une seule couche d'éléments épithéliaux aplatis, ou de plusieurs couches. Certains de ces tubes sont revêtus de cellules cubiques disposées sur un seul rang et dont les limites cellulaires sont bien visibles. On aperçoit encore les conduits excréteurs très distendus, tapissés d'un épithélium endothélial ; par places il est formé de plusieurs couches, et les cellules s'y divisent par clivage.

Nous pouvons encore noter la présence de glandes salivaires dans les greffes des maxillaires. Elles ont été entraînées par hasard, et ont proliféré parmi des tissus variés. Les greffes étaient examinées après 43 jours et 60 jours. La sous-maxillaire se trouve ici logée entre le cartilage et un kyste revêtu d'un tissu épithélial pavimenteux. Elle en est séparée par une large bande de tissu conjonctif, se trouvant ainsi complètement isolée et faisant saillie un peu en dehors des tissus voisins. La coupe montre de nombreux canaux à lumière large, revêtus d'une unique couche de cellules cubiques, indifférentes, dont les limites sont difficilement visibles. Les travées de la glande sont constituées par le tissu conjonctif, dont les fibres se mêlent à un tissu jeune, formé de petites cellules rondes. Nous verrons plus loin la glande salivaire prendre le même aspect, lorsqu'elle sera implantée isolément : la présence de tissus environnants n'entrave donc guère son développement.

Pour pratiquer les greffes des *glandes salivaires isolées* de tous les tissus voisins nous nous sommes servis d'embryons âgés : leurs poids a oscillé entre 3 gr. 5 et 4 grammes. Les glandes salivaires que nous avons greffées étaient la parotide et la sous-maxillaire d'un embryon de rat ou d'un rat nouveau-né. La dimension de ces organes étant très petite (la parotide de l'embryon du rat est difficilement perceptible ; elle est grosse comme une tête d'épingle, très transparente ; le volume de la sous-maxillaire est un peu plus grand) nous avons dû adopter pour leur inclusion une technique un peu spéciale. Elle nous a été proposée par M. le D\' P. MASSON, à qui nous devons l'initiative de nos greffes isolées de glandes salivaires. Sa collaboration a grandement facilité notre tâche.

Voici la technique que nous avons adoptée :

On pratique une incision à la partie inférieure de la région sous-maxillaire de l'embryon ou de l'animal nouveau-né. Elle est poursuivie jusqu'aux maxillaires. La peau très mince de l'embryon est écartée d'un côté. A l'aide d'une pipette de verre effilée, on aspire légèrement la parotide ou la sous-maxillaire qu'on désire greffer. Après l'avoir identifiée sous le microscope, on introduit immédiatement la glande sous la peau d'un rat adulte. Celle-ci est percée, un instant avant, avec la cuiller du trocart. Ce dernier étant maintenu sur le rat, on y glisse la pipette effilée avec la glande qu'elle contient. On souffle dans la pipette et la glande salivaire est ainsi mise en liberté sous la peau de l'animal destiné à porter la greffe.

Nous avons ainsi pratiqué la greffe des glandes salivaires sur 30 rats mâles ou femelles, jeunes, de taille moyenne. Sur ce nombre , jusqu'à présent, nous avons sacrifié sept rats à des intervalles variant de 21 à 90 jours. A l'autopsie, nous avons pu facilement retrouver la glande, celle-ci ayant augmenté de plusieurs fois son volume primitif. Elle adhérait intimement à la peau du rat, sous l'aisselle, ou était accolée au péritoine.

De nos recherches microscopiques, portant sur un nombre encore restreint d'animaux en expérience, il résulte que les glandes salivaires embryonnaires, isolées ou non isolées de leurs tissus voisins, étant transplantées entières sous la peau de l'animal adulte, peuvent se développer et évoluer.

La différenciation de la glande est incomplète : la partie excrétrice seule évolue et la partie sécrétrice fait défaut presque constamment et d'une façon absolue. La glande salivaire embryonnaire transplantée présente fréquemment des modifications atypiques : épithéliaux. Ceci est à rapprocher des phénomènes décrits par Ribbert et Lubarsch dans leurs recherches sur la transplantation des glandes salivaires adultes, complètement différenciées au moment de l'implantation. La multiplication des éléments épithéliaux par amitose continue encore même 90 jours après la transplantation. Il est intéressant de rappeler ici le fait constaté par Lubarsch que la multiplication des éléments cesse entre le onzième et treizième jour pour la greffe de la glande salivaire adulte, de même qu'Ottolenghi note déjà vers le huitième jour des phénomènes de régression.

Parmi les autres organes glandulaires, nous avons essayé encore de greffer le foie et le pancréas embryonnaires. Le résultat de ces greffes a été jusqu'à présent toujours négatif.

Rein. — Enlevé chez des embryons de différents âges, le rein était inclus entier, sous la peau de l'aisselle d'un rat adulte, mâle ou femelle, lequel était souvent porteur d'une autre greffe à l'aisselle opposée. Le volume du rein embryonnaire était celui d'un petit pois. Pour nos recherches microscopiques, nous avions sacrifié les animaux à des intervalles variant de 20 jours à 42 jours.

Résumant nos recherches microscopiques, nous constatons que l'élément épithélial du rein d'embryon du rat transplanté sous la peau de l'animal adulte, est capable de persister très longtemps. Il se divise et prolifère.

Les tubes excréteurs ne se conservent qu'en nombre restreint, leur épithélium se désagrègeant bientôt. Les voies excrétrices, telles que les uretères, semblent persister le mieux, se développer et évoluer.

Nos expériences sur la greffe du rein embryonnaire portent jusqu'à présent sur un petit nombre d'animaux, il est donc difficile de se prononcer définitivement sur les conditions pouvant favoriser cette greffe.

RESUMÉ

Si nous parcourons d'un coup d'œil d'ensemble les résultats que nous ont donnés les différentes greffes embryonnaires, pratiquées sous la peau de rats adultes, nous pouvons dire que :

1° Certains organes se prêtent mieux que les autres à la greffe, tels, en premier lieu les maxillaires, ensuite l'intestin et les glandes (salivaires, lacrymales).

2° L'âge de l'embryon est capable quelquefois d'influencer le résultat de la greffe. C'est le cas de la greffe de l'intestin et des yeux.

3° L'âge de l'animal porte-greffe influence toujours la prise de la greffe.

4° Les femelles ne montrent pas une aptitude plus grande pour les greffes que les mâles.

5° Les tissus ou les organes, même très différenciers, greffés sont capables d'évoluer, de se développer et de proliférer. Ils donnent toujours des formations kystiques.

6" Enfin, la persistance de la greffe peut être de longue durée, peut dépasser un an ; la limite d'ailleurs n'a pas été atteinte.

CHAPITRE II

—

RÉINOCULATIONS DES GREFFES EMBRYONNAIRES

—

I. — TECHNIQUE

Les greffes qui nous ont servi pour les réinoculations ont
été étudiées à d'autres points de vue dans le chapitre précédent.
L'âge de la greffe destinée à être transplantée variait entre 30
jours et 97 jours.

La technique que nous avons suivie était la suivante : la greffe
enlevée qui devait servir pour le passage était coupée en deux parties :
une fût fixée pour son étude histologique, l'autre fût fragmentée en
tout petits morceaux, que l'on réinocula sous la peau d'un rat. Après
avoir ainsi pratiqué le deuxième passage, nous prélevions le fragment
greffé à des intervalles de temps variant de 21 à 42 jours ; le troisième passage était fait suivant la même technique. 25 greffes différentes (bouillie d'embryon de rat, maxillaire, fémur, langue, tête
d'embryon avec région sous-maxillaire) ont été ainsi transportées chacune sur un à trois animaux. Mais la plupart de ces greffes se sont
presque immédiatement résorbées après le transport.

II. — RÉSUMÉ

Sur 25 greffes embryonnaires que nous avons transportées,
12 ont pu être réimplantées chacune deux à trois fois. Il résulte
de nos recherches microscopiques les considérations suivantes :
d'une manière générale, les greffes transportées sur un deuxième animal peuvent se conserver mais augmentent peu de
volume. Avec le troisième passage on observe déjà un processus intense de résorption. Parmi les tissus réimplantés, ceux qui
persistent le mieux sont le cartilage, l'os et l'épithélium. Le premier peut se conserver parfaitement vivant, même après le troisième passage. La plus longue persistance a été observée pour

un fragment provenant d'une greffe âgée de 97 jours, qui était formée, au début, par de la bouillie d'embryon jeune. Ce fragment a subi trois passages, successivement sur quatre animaux. Après le troisième passage, la greffe était âgée de 171 jours (du début de l'expérience).

Nous n'avons pas suffisamment étudié les réinoculations des tissus embryonnaires pour pouvoir en tirer une conclusion précise.

Il se peut que les résultats eussent été meilleurs si nous avions employé pour les réimplantations, uniquement les greffes d'un certain âge, où les tissus embryonnaires, ayant bien pris sur l'animal hôte, sont en voie de prolifération et d'évolution. De telles greffes pourraient subir peut-être, avec succès, un nouveau transport. Il faudrait, peut-être, aussi, tenir compte de ce que les rats porte-greffe, qui servent pour les passages nouveaux, devraient être de la même taille que ceux qui ont servi pour la greffe initiale.

Il est possible, d'autre part, que les différences individuelles entre les rats empêchent la prise de la cellule greffée réinoculée.

Toutes ces données, que nous n'avons pas pu vérifier, peuvent en partie expliquer les faibles résultats que nous ont donnés les réinoculations de greffes embryonnaires.

CHAPITRE III

———

VACCINATION DES RATS
PAR LE TISSU EMBRYONNAIRE.
IMMUNITE QUI EN RÉSULTE

———

I. — HISTORIQUE

Dans la seconde moitié du XIXe siècle, le problème de l'immunité occupe de nombreux auteurs. C'est également vers cette époque qu'on étudie activement la biologie des tumeurs et surtout leur étiologie et leur thérapeutique. On voit ainsi se succèder les nombreuses recherches de Dagonet, Morau, L. Loeb, Jensen, Borrel, Ehrlich, Apolant, Gaylord, Clowes, Baeslack, Bashford, Haaland, Sticker, Michaelis, von Dungern. Lewin, Schöne et d'autres sur la possibilité de transplanter les tumeurs, et c'est JENSEN le premier qui, au cours de ses expériences, note le pourcentage pour les résultats des transplantations. La conception de l'immunité naturelle et acquise prend jour à la suite de cette observation. Elle ouvre une nouvelle voie à de nombreuses expériences. On essaie expérimentalement, par divers moyens, de rendre réfractaires les souris et les rats à la greffe des tumeurs. Les animaux sont immunisés tantôt avec la tumeur homologue ou hétérologue (recherches de JENSEN, GAYLORD, CLOWES BAESLACK, EHRLICH, LEWIN, BASHFORD, HAALAND, BORREL, et BRIDRÉ, SCHÖNE, etc.), tantôt avec le sang des animaux normaux (BASHPORD, MURRAY, CRAMER, LEWIN, FLEXNER et JOBLING), ou avec des tissus adultes déterminés tels que le foie, la rate, le cerveau (MICHAELIS, WOGLOM, BORREL et BRIDRÉ, APOLANT, LEWIN et MEIDNER), ou encore par le tissu embryonnaire SCHÖNE, BASHFORD, MURRAY et HAALAND, WOGLOM).

De toutes ces expériences on a conclu que les souris et les rats se trouvent immunisés contre les tumeurs, lorsque la tumeur préalablement inoculée s'est résorbée, ou lorsqu'ils sont vaccinés par des injections de la tumeur du tissu normal ou du tissu embryonnaire. L'immunisation cellulaire conférée à des animaux contre les tissus néoplasiques suggéra à quelques auteurs l'idée d'en emprunter la méthode pour faire une étude complète sur la greffe du tissu embryonnaire, l'immunité et la greffe n'étant que les termes connexes du même problème ainsi que l'a dit FISCHERA qui essaya le premier (en 1909), par le procédé des greffes en série, de rendre réfractaires les rats à la greffe des tissus embryonnaires. Sa méthode consistait en ceci : après la résorption de la première greffe pratiquée, le même rat recevait une nouvelle greffe et ainsi de suite. L auteur pratiqua ainsi cinq greffes succesives sur le même animal. L'intervalle de temps nécessaire pour l'involution des greffes en série devenait de plus en plus court : pour pratiquer la deuxième greffe il fallait six mois, pour faire la cinquième greffe, il a été nécessaire d'attendre vingt jours seulement. L'étude histologique de ces greffes successives a montré la disparition rapide des dernières greffes ; elles présentent en quelques jours les mêmes phénomènes de résorption que la première greffe ne montrait qu'après six mois. L'auteur conclut qu'il est possible, par le procédé des greffes en série, de conférer aux rats l'immunisation active contre la prise des tissus embryonnaires.

FREUND, en 1911, au cours de ses recherches sur les formations tératoïdales réalisées sur les rats par la greffe de la bouillie d'embryon, constata qu'après une seule injection sous-cutanée d'émulsion d'embryon, injection dont le résultat reste négatif, l'immunité n'est pas conférée au rat. Le même animal se montre réceptif à l'inoculation ultérieure intrapéritonéale.

En 1912, G. SCHÖNE fit des expériences dans le même ordre d'idée. Il essaya de montrer qu'il est possible de rendre résistants les animaux contre la greffe des tissus normaux et adultes. L'auteur fait ses recherches sur les lapins. 24 jours après l'injection intrapéritonéale de la peau d'embryon, il échange, entre les lapins injectés et leurs témoins, des lambeaux de peau prélevés sur les oreilles. Il constata que, sur les animaux injectés, la peau transplantée se résorbe beaucoup plus vite que sur les témoins non injectés. D'autre part, la peau transplantée sur les

lapins injectés avec de la bouillie de rein ou de foie embryonnaires, résiste plus longtemps. Schone dans ses conclusions rapproche l'immunité conférée à des animaux contre la greffe de tissus normaux de celle acquise contre les tumeurs.

II. — TECHNIQUE

Dans nos recherches, nous essayâmes de rendre réfractaires les rats à la greffe des tissus embryonnaires en les vaccinant
par des injections répétées d'une macération de la bouillie
d'embryon ou par l'émulsion d'un tissu déterminé embryonnaire ou adulte. Nous préparons la matière vaccinale de la façon
suivante :

Les embryons entiers ou des tissus donnés devant servir pour
l'injection, sont finement découpés et broyés ensuite longuement à
l'aide de perles. Les tissus sont ainsi réduits en une pulpe que l'on
délaye dans un peu d'eau physiologique. Cette eau est décantée ensuite
avec les débris cellulaires et c'est ce liquide qui nous sert de vaccin.
Toutes les manipulations sont faites dans des conditions rigoureuses
d'asepsie. Les injections sont faites sous la peau avec une seringue en
verre, facile à stériliser. Elles sont répétées pour chaque animal trois
fois à des intervalles variant de 10 à 12 jours.

Nous tenons à remarquer ici que les injections de tissus
embryonnaires découpés, broyés et même macérés dans de
l'eau distillée donnaient souvent encore des résultats positifs.
La bouillie embryonnaire injectée formait parfois des nodules
capables de persister des mois entiers. A l'examen histologique
ces nodules étaient constitués par du cartilage. Suivant la technique décrite ci-dessus, nous avons vacciné 30 rats mâles de
grande ou moyenne taille, et 31 rats de même taille nous ont
servis de témoins. La matière vaccinante pour les diverses séries
que nous avons pratiquées était faite avec :

1° Du broyage d'embryons entiers ;

2° Des parties molles d'embryon (le cartilage est surtout
évité) ;

3° Des organes internes de l'embryon ;

4° De l'intestin embryonnaire ;

5° De la rate adulte.

Les embryons dont les tissus devaient servir pour la vaccination étaient jeunes ; leurs poids variaient entre 1 et 3 grammes.

Après la troisième et dernière injection du vaccin, nous laissons s'écouler 8 à 17 jours et pratiquons ensuite sur chacun des 30 rats la transplantation d'organes tels que les maxillaires, le fémur, l'intestin.

La technique alors était la même que pour la greffe en général, technique que nous avons décrite dans le premier chapitre. Chaque fois nous avons pratiqué les greffes correspandantes sur des rats-témoins (non vaccinés), afin de nous assurer de l'activité de la matière embryonnaire employée.

Sur 30 rats vaccinés, 25 se sont montrés réfractaires à la greffe du tissu embryonnaire. Un à deux mois après l'établissement de leur immunisation, nous avons inoculé aux dix mêmes rats, vaccinés avec le tissu embryonnaire, de la tumeur de Flexner propre à cette espèce animale. Sur aucun la tumeur n'a pris. Huit témoins non vaccinés et inoculés avec la même tumeur ont donné cinq greffes.

D'autre part, nous avons vacciné une série de dix rats mâles de taille moyenne avec la bouillie de tissu néoplasique. La technique était la même que pour la vaccination avec les tissus embryonnaire. La tumeur de Flexner broyée est injectée à trois reprises à des intervalles de 12 à 15 jours, quinze jours après le troisième vaccin, les 10 rats reçoivent à l'aisselle droite, la greffe de tissu embryonanire (des maxillaires), à l'aisselle gauche la tumeur de Flexner.

Les résultats, 20 jours après la greffe, étaient les suivants :

Nombre des rats vaccinés.	10	Témoins (rats non vaccinés).	10
Résultat positif	0	Résultats positifs	8

III. - RÉSUMÉ

Il résulte de nos expériences qu'il est possible par le procédé de vaccination à l'aide de tissus adultes, embryonnaire ou néoplasique, de conférer aux rats l'immunité contre la greffe des tissus embryonnaires. Les mêmes rats se montrent ensuite réfractaires à la greffe des tissus néoplasiques (tumeur de Flexner).

CHAPITRE IV

GREFFES MIXTES
CONSTITUÉES PAR LE MÉLANGE DE LA TUMEUR DU RAT
AVEC LES TISSUS EMBRYONNAIRES
DE LA MÊME ESPÈCE

I. — TECHNIQUE

Notre technique était la suivante :

La tumeur (un sarcome de rat décrit par Flexner et formé d'éléments fusiformes et polyédriques) que nous avons cultivée au laboratoire, est découpée très finement et broyée à l'aide de perles stérilisées. La tumeur du rat est ensuite reprise par 10 à 20 centimètres cubes d'eau physiologique stérilisée. On décante le jus surnageant sur les perles, et on le filtre sur du papier. Nous réalisons ainsi **notre filtrat simple n° 1**. Le flacon avec l'entonnoir et le filtre sont préalablement flambés au four de Pasteur.

Une partie de ce premier filtrat est **centrifugé** pendant 10 à 15 minutes. Le liquide surnageant constitue le **filtrat n° 2** et le culot de centrifugation est inoculé à des rats, témoins de l'expérience. On vérifie au microscope le culot de centrifugation ; cet examen montre quelques globules sanguines qui ont passé par le papier blanc à filtrer.

Enfin, le **filtrat n° 3** est reçu sur une bougie n° 1, perméable à tous les microbes connus. Toutes nos manipulations ont été exécutées dans des conditions d'asepsie rigoureuse.

Pour pratiquer les injections des filtrats ainsi obtenus, dans des greffes embryonaires, nous préparons d'avance les animaux porte-greffe. La peau recouvrant la greffe est épilée à l'aide du rasoir et lavée quatre ou cinq fois au sublimé, ou aseptisée par la teinture d'iode. Nous remarquerons ici de suite, que nous avons abandonné ce dernier procédé d'aseptisation, car les greffes semblaient se résorber presque immédiatement après l'emploi de l'iode.

Au moment de l'injection, la greffe que l'on peut faire rouler sous la main, est prise entre deux doigts ; on fait pénétrer l'aiguille de la seringue, contenant le filtrat, dans la masse même constituée par la greffe du tissu embryonnaire. Le liquide est poussé très lentement. Sa quantité varie entre 1 et 2 centimètres cubes et l'injection est pratiquée une à trois fois, dans la même greffe embryonnaire à des intervalles de temps variant de 21 jours à 30 jours. Les greffes embryonnaires qui nous ont servi pour les injections des filtrats ou les inoculations en contact avec la tumeur du rat ont été pratiquées d'après la technique décrite à propos de la greffe en général dans le premier chapitre.

Ces greffes étaient formées par les organes divers d'embryon du rat : la tête avec sa région sous maxillaire, les maxillaires, le fémur, la langue, l'estomac, l'intestin.

Au moment de l'expérience, les greffes utilisées étaient âgées de 0 à 135 jours.

La technique histologique est la même que pour les greffes normales, étudiées dans le premier chapitre de ce travail.

Sur neuf greffes d'organes embryonnaires dans lesquelles nous avons pratiqué l'injection du filtrat n° 3, deux greffes seulement se résorbèrent.

En résumé, sur 56 greffes embryonnaires, que nous avons inoculées avec les filtrats de tumeur suivants : filtrats sur le papier blanc, filtrat centrifugé, filtrat sur la bougie n° 1, 24 greffes se sont résorbées à la suite de l'injection, 9 à 30 jours après.

Nous croyons pouvoir attribuer la résorption de dix greffes à l'iode qui a été employé comme antiseptique. Les greffes des mêmes séries qui ont été aseptisées par le sublimé avant l'injection du même filtrat ne se résorbent point.

D'autre part, parmi les greffes qui se sont résorbées, sept étaient âgées de six jours à peine, au moment de l'inoculation. Le tissu embryonnaire ne pouvant alors être aussi solidement déjà fixé à son hôte, on est en droit de se demander, si la piqûre de l'aiguille au moment de l'injection, n'a pas été la cause de la régression rapide de la greffe. (Sur treize greffes âgées à peine de 6 à 18 jours dont nous sommes servies pour les injections de filtrats, cinq se maintiennent plus ou moins bien après l'inoculation). Enfin la résorption des sept dernières greffes ne peut être attribuée qu'a l'injection pratiquée de filtrats, ou encore à la résistance insuffisante de la greffe embryonnaire.

Comparaison faite avec les greffes normales (sans filtrats), il résulte de nos expériences de la troisième série : que l'injection du filtrat de la tumeur, soit obtenu sur le papier simple à filtrer, soit encore passé sur la bougie n° 1, pratiquée dans la greffe du tissu embryonnaire, provoque une inflammtion d'allure particulière portant exclusivement sur le tissu épithélial. Nous avons noté une prolifération intense de celui-ci, sous forme de bourgeons pleins ou de digitations cellulaires, dont les ramifications vont souvent asesz loin dans le tissu sous-jacent. La cellule épithéliale devient atypique et s'infiltre dans le tissu conjonctif voisin. Il en résulte un tissu d'aspect nouveau qui prend quelquefois un développement appréciable. Il englobe le tissu embryonnaire en l'étouffant.

Nous avons noté au cours de nos expériences sur l'injection des filtrats dans les greffes du tissu embryonnaire un cas de formation aux dépens du filtrat n° 1 (obtenu sur le papier blanc à filtrer) de la tumeur typique de Flexner, analogue à celle que nous avons employée pour faire le filtrat à injecter. Les témoins, cinq rats non porteurs de greffes embryonnaires, auxquels nous avons injecté le culot de centrifugation du même filtrat n° 1 — seul — n'ont jamais montré la formation de la tumeur.

Il en a été, du reste, de même, pour 21 rats, qui nous ont servi comme témoins pour toutes les expériences, de la dernière série.

Des 26 rats témoins qui ont reçu le culot de centrifugation de filtrats de la tumeur, ne restent à l'heure actuelle que sept rats. Les autres sont morts, par cachexie lente, à des intervalles de temps variant de deux à trois mois après l'injection.

II. — RÉSUMÉ

Nous résumerons ainsi toutes nos expériences sur les *greffes mixtes*.

Les cellules embryonanires en contact avec les cellules néoplasiques se résorbent pour la plupart, ne pouvant pas résister à leur action nocive.

D'autre part, lorsque le tissu embryonnaire, à la suite de l'inoculation du filtrat de la tumeur, n'arrive pas à se résorber immédiatement, on remarque dès les premiers jours, c'est-à-dire huit à dix jours après l'inoculation, une augmentation appréciable du volume de la greffe. Cet accroissement de la greffe est dû ou bien au développement de la tumeur typique (de Flexner) aux dépens du filtrat, au sein même de la greffe embryonnaire, ou bien à l'hypertrophie de certains tissus embryonnaires tels que le tissu épithélial et le tissu conjonctif.

D'une manière générale, l'évolution de la greffe du tissu embryonnaire, après l'inoculation du filtrat de la tumeur, devient typique. La réaction particulière semble se concentrer surtout autour de la cellule épithéliale. Celle-ci devient capable de bourgeonner démesurément et même de mocifier son aspect normal.

Les greffes des mêmes cellules embryonna.res, non mélangées à la tumeur, ne montrent pas cet aspect. De même un tout autre filtrat que celui de la tumeur : filtrat d'un organe normal, injecté dans les greffes embryonnaires, les laisse évoluer sans les modifications décrites plus haut.

Au cours de nos expériences sur les greffes mixtes, nous avons noté à trois reprises la *formation de la tumeur typique de Flexner* aux dépens du filtrat obtenu sur le papier blanc (filtrat n° 1). Dans un cas ce filtrat fût injecté dans la greffe des maxillaires et dans les deux cas suivants le tissu embryonnaire était trempé dans le filtrat n° 1. La tumeur obtenue est parfaitement transplantable. Ce même filtrat, injecté aux rats non porteurs de greffes embryonnaires, ne nous a jamais donné de tumeur.

CONCLUSIONS

1. — Les tissus complexes d'embryon du rat, de même que des organes embryonnainres très spécialisés, tels que : l'intestin, le rein, les glandes salivaires, les yeux, la langue, les maxillaires, transplantés sous la peau du rat adulte, s'y attachent et évoluent.

2. — La persistance du tissu embryonnaire greffé peut être très longue, elle peut même dépasser un an.

3. — La limite de la progressivité pour toute cellule embryonnaire greffée ne peut encore être fixé définitivement.

4. — L'âge du rat porte-greffe ainsi que les conditions hygiéniques dans lesquelles il se trouve influencent essentiellement les résultats de la greffe.

5. — Plus est indifférencié le tissu ou l'organe embryonnaire, au moment de la greffe, moins bien il se prête à la transplantation.

6. — Les femelles ne montrent pas une aptitude meilleure pour la greffe que les mâles.

7. — Les réinoculations de greffes embryonnaires restent jusqu'à présent sans grand succès.

8. — Le tissu embryonnaire peut vacciner les rats contre la prise de tissus embryonnaires et de tissus néoplasiques. De même, les tissus embryonanires et les tissus néoplasiques déterminent l'immunisation envers les tissus embryonnaires et les tumeurs de la même espèce animale.

9. — Les cellules embryonnaires mises en contact avec le filtrat de la tumeur de la même espèce animale évoluent atypiquement.

10. — Le tissu néoplasique (tumeur de Flexner) qui a servi comme filtrat peut se développer dans les greffes mixtes

RECHERCHES DES FERMENTS
CONTENUS
DANS LES GREFFES D'INTESTIN EMBRYONNAIRE

(en collaboration avec M. E. Pozerski)
(laboratoires de M. Borrel et de M. Delezenne, à l'Institut Pasteur)

L'un de nous a montré (1) qu'un intestin embryonnaire de rat, transplanté sous la peau d'un animal adulte, donne naissance à une greffe qui se développe très rapidement.

Une greffe âgée de trois semaines présente une structure histologique déjà très complexe. Les villosités nombreuses de la muqueuse intestinale sont entourées d'un tissu formé par des éléments soit ronds soit fusiformes, où s'entremêlent des fibres musculaires lisses. A la muqueuse intesinale se trouvent annexées des glandes de Lieberkühn. Ces glandes, ainsi que l'épithélium de revêtement, sécrètent activement un mucus par leurs cellules caliciformes. Cette sécrétion est abondante et elle remplit la lumière de la villosité. On observe aussi des glandes tubuleuses et ramifiées avec épithélium à cellules plus hautes (glandes de Brunner ?). Un intestin embryonnaire témoin, étudié au point de vue histologique, avant d'être greffé, montre des cellules cylindriques non différenciées encore, sans cellules caliciformes, sans bordure en brosse. On ne peut y déceler ni glandes de Lieberkühn, ni de musculeuse.

Il est donc évident que les greffes d'intestin représentent un développement très avancé au point de vue histologique. Quelles sont les propriétés physiologiques de ces cellules de nouvelle formation ? Tel est le problème que nous avons cherché à résoudre.

Nous avons voulu déceler, soit dans le mucus recueilli au sein de la greffe, soit dans les macérations de greffes en totalité, la présence des différents ferments so.ubles qui se trouvent normalement dans l'intestin adulte : kinase, sucrase, maltase, lactase. Nous avons recherché aussi la présence de la sécrétine.

Les greffes que nous avons employées étaient âgées de trois semaines. On les hachait dans 5 fois leur poids d'eau physiolo-

---

(1) Sophie Krongold. **Thèse de la Faculté des Sciences de Paris** Février 1914.

gique chloroformée, on les laissait vingt-quatre heures à 39 degrès, puis ces macérations étaient conservées dans la glace.

Au moment de l'expérimentation, le liquide était filtré sur papier. C'est dans ce liquide que nous avons recherché l'existence des différentes diatases.

Recherches de l'entérokinase. Le liquide filtré, ajouté à volume égal à du suc pancréatique de chien rigoureusement inactif lui confère le pouvoir de digérer la gélatine et l'albumine. Le liquide perd par l'ébullition tout son pouvoir. L'intensité de cette action kinasique est sensiblement supérieure à celle d'une macération d'intestin de rat adulte faite dans les mêmes conditions.

Cette propriété est spécifique de la greffe intestinale. Une greffe de maxillaire traitée de la même façon ne possède aucun pouvoir kinasique.

Recherches des ferments des hydrates de carbone. En faisant agir la macération de greffe intestinale sur des solutions de saccharose, de maltose ou de lactose, nous n'avons jamais pu mettre en évidence ni sucrase, ni maltase, ni lactase ; cependant qu'une macération d'intestin de rat adulte présente toujours de la sucrase et de la maltase. La lactase s'y trouve beaucoup plus rarement.

Recherche de la sécrétine. Des greffes de trois semaines sont hachées dans quatre fois leur poids d'une solution d'acide chlorhydrique à 4 p. 1.000 ; on fait bouillir cette macération, on neutralise et on filtre sur papier. Le liquide ainsi obtenu est injecté à la dose de 10 c. c. dans les veines d'un petit chien ; il ne provoque aucune sécrétion pancréatique. Au contraire, un intestin de rat adulte traité de la même façon donne de la sécrétine d'une façon très apparente.

En résumé, les greffes d'intestin embryonnaire qui présentent histologiquement un développement tout à fait complet ne coutiennent ni sécrétine, ni ferments solubles pour les hydrates de carbone. Seule la kinase s'y trouve en très grande quantité. Cette spécialisation kinasique nous semble intéressante ; nous y reviendrons dans un prochain travail.

(*Comptes rendus des séances de la Société de Biologie, t, LXXVII, p. 280, séance du 4 Juillet* 1914).

A PROPOS DE LA PRÉSENCE ÉLECTIVE
DE L'ENTÉROKINASE
DANS LES GREFFES D'INTESTIN EMBRYONNAIRE

(en collaboration avec M. E. Pozerski)
(Laboratoires de M. Borrel et de M. Delezenne à l'Institut Pasteur)

Dans une note précédente (1) nous avons vu qu'un intestin embryonnaire de rat greffé sous la peau d'un rat adulte se développe très rapidement.

Au point de vue histologique l'évolution est tout à fait complète après trois semaines. Au point de vue physiologique elle est tout à fait incomplète.

L'intestin greffé est loin de produire tous les ferments solubles et tous les principes actifs d'un intestin normal.

En effet la sécrétine n'existe pas dans cette muqueuse néoformée, pas plus du reste que la sucrase, la maltase, ni la lactase. Seule la kinase s'y trouve en très grande quantité.

Cette présence élective d'une kinase dans un intestin bien développé au point de vue histologique soulève de nouveau la question de l'origine de cette substance activante.

Chepovalnikoff avait montré le premier l'existence de l'entérokinase dans la muqueuse intestinale et en avait fait une sécrétion propre à l'intestin. Mais depuis, Delezenne a démontré la présence de la kinase dans les leucocytes et dans tous les organes lymphoïdes. L'un de nous avec Delezenne, en a décelé l'existence dans le sérum sanguin. (2)

---

(1) E. Pozerski et Sophie Krongold. C. R. S. Biologie t **LXXII.** p. 278.

(2) C. Delezenne et E. Pozerski, C. R. S. Biologie 1903, p. 693.

4

Le problème de la genèse de la kinase se pose donc de la façon suivante : 1° ou bien la kinase est *sécrétée* par l'intestin, les lencocytes viendraient la puiser au niveau des plaques de Peyer et la convoyer ensuite dans l'organisme ; 2° ou bien la kinase est une sécrétion leucocytaire *excrétée* au niveau de la muqueuse intestinale.

La résolution de ce problème est impossible au point de vue absolu. Il faudrait pour arriver à bonne fin, pouvoir priver un animal soit d'intestin, soit de leucocytes. Mais on peut cependant prendre en considération les faits nouveaux qui font opiner soit pour la première soit pour la deuxième hypothèse.

Les expériences que nous citons au début de cette note nous conduisent à nous rallier plutôt à la seconde. Il semble en effet peu probable que des cellules muqueuses de l'intestin aussi bien développées que celles de la greffe ne sécrètent uniquement qu'un seul des nombreux principes actifs de l'intestin adulte. Il est beaucoup plus naturel de considérer cette muqueuse comme privée absolument de propriété sécrétoire, mais possédant un pouvoir excrétaire pour des principes actifs circulant chez l'animal porte-greffe.

La kinase du rat adulte, d'origine leucocytaire, viendrait s'éliminer par toutes les cellules muqueuses intestinales ; aussi bien par celles de l'animal porte greffe que par celles qui se sont développées expérimentalement, c'est-à-dire accidentellement sous la peau de cet animal.

Peut-on adapter les cellules de ces greffes intestinales à la secrétion des ferments solubles en injectant dans les tumeurs des solutions sucrées diverses : saccharose, maltose, lactose ? C'est là, nous le pensons, un problème important que nous nous sommes posés sur les indications de M. Borrel et que nous espérons pouvoir résoudre.

(*Comptes rendus des séances de la Société de Biologie, t,* LXXVII, *p.* 330, *séance du* 11 *Juillet* 1914).

TRAITEMENT DES PLAIES DE GUERRE

SUR L'EMPLOI MÉTHODIQUE DES ANTISEPTIQUES BASÉ SUR L'EXAMEN BACTÉRIOLOGIQUE DU PUS DANS LE TRAITEMENT DES PLAIES INFECTÉES

(en collaboration avec M. le Dr Cazin)
(Laboratoire de M. Danysz, à l'Institut Pasteur et Hôpital
Messimy (service de M. Cazin).

Les observations bactériologiques et cliniques prises à
l'hôpital de l'Ecole Polytechnique (ambulance de Mme Messimy),
depuis le mois de décembre 1914, nous ont montré qu'il n'est
pas possible d'adopter une méthode unique pour la désinfection
des plaies septiques. Celles-ci, en effet, présentent une flore
très variable qui réagit différemment sous l'influence des antiseptiques et se montre plus ou moins réfractaire à certains
d'entre eux. C'est ainsi que nous fûmes amenés à régler l'emploi
des antiseptiques d'après la flore microbienne des plaies, examinée de jour en jour. Ces examens réguliers nous montrèrent
les variations rapides d'une flore microbienne soumise à l'action
d'un antiseptique donné. De simples frottis suffisent déjà à nous
renseigner sur la quantité croissante ou décroissante des microor-
ganismes pullulant dans la plaie et sur la nature des microbes
pathogènes, celles-ci aynt été, en outre, spécifiée autant que
possible par des cultures faites à l'Institut Pasteur, dans le laboratoire de M. Danysz.

Ces données bactériologiques, *recueillies méthodiquement*,
nous ont permis de déterminer l'activité bactéricide de certains
antiseptiques et de nous orienter sur l'utilité de leur emploi et
le choix qu'il convient de faire parmi eux, suivant la flore
observée.

Seul l'examen bactériologique d'une plaie infectée, fait
d'une façon aussi précoce que possible, permet également de
lutter fructueusement par la sérothérapie et la vaccinothérapie
contre la diffusion des microbes.

Nous résumerons brièvement dans cette note quelques-uns des résultats observés à la suite de l'emploi méthodique de certains antiseptiques, basé sur des données bactériologiques précises.

Dans les observations communiquées par l'un de nous à la Société de Médecine de Paris, le 14 mai 1915, nous avons déjà signalé les résultats remarquables que nous a donnés l'usage du *sérum polyvalent* de MM. Leclainche et Vallée dans le traitement des infections à streptocoques. Nous avons, depuis, multiplié nos observations, qui nous permettent aujourd'hui de signaler d'une part l'action presque exclusive du sérum de MM. Leclainche et Vallée sur les suppurations à streptocoques, et, d'autre part, son efficacité bien minime lorsqu'il s'agit de suppurations dues aux anaérobies, tels que le *Bacillus perfringens* et le vibrion septique, accompagnés de streptocoques anaérobies, de tétragènes. Notons en passant l'action rapide de ce sérum, employé en pansements humides, sur les plaques érysipélateuses, qui disparaissent très vite sous l'influence de ce traitement, et semblent en quelque sorte fuir le sérum appliqué localement, puis finalement cessent complètement de se manifester au bout de quelques jours.

Dans le traitement des plaies infectées dont la flore contient du bacille pyocyanique ou des staphylocoques en prédominance, associés à divers diplocoques, cocci ou autres bactéries banales, la solution antiseptique de nitrate d'argent à 1 pour 200000, suivant la méthode exposée par M. Danysz dans une note à l'Académie des Sciences, le 18 janvier 1915 (1), nous a donné les meilleurs résultats.

Enfin, dans les suppurations des plaies gangréneuses les plus redoutables où l'on trouve presque toujours le *Bacillus perfringens* ou le vibrion septique, souvent avec du streptocoque anaérobie, du *bacterium coli*, du tétragène, *l'cation bactéricide* la plus énergique nous a été fournie par les solutions d'hypochlorite de soude.

Nous avons employé deux préparations d'hypochlorite :

1° L'hypochlorite de soude préparé, suivant la **méthode de Dakin,** par addition d'acide borique ayant pour but de neutraliser l'alcalinité de la liqueur primitive ;

---

(1) **Comptes rendus,** t. 160, 1915, p. 107.

2º L'eau de Javel, diluée selon le conseil de M. Borrel dans la proportion de 15 gr. pour 1 l. d'eau stérilisée (2).

Cette solution d'eau de Javel à 15 pour 1000 est fortement bactéricide et peut être appliquée au traitement des plaies infectées, sous forme d'irrigations pendant plusieurs jours et même plusieurs semaines sans déterminer la moindre irritation. Nous l'avons également employée pour des bains prolongés et en instillation continue, en diluant davantage la solution, dans la proportion de 10^{cm3} ou même seulement de 5^{cm3} pour 1 d'eau stérilisée, de façon à éviter que son usage prolongé produise une irritation de la peau ; or, l'action de la solution resta, malgré sa dilution, fortement bactéricide.

La solution de Dakin s'est montrée irritante, malgré tout le soin qu'on a mis dans sa préparation suivant le procédé indiqué par son auteur, et son action bactéricide nous a paru être inférieure à celle de l'eau de Javel à 15 pour 1000, qui, d'autre part, n'est nullement irritante, même après un usage prolongé pendant 3 ou 4 semaines. Les propriétés antiseptiques de cette solution d'eau de Javel semblent particulièrement actives lorsqu'il s'agit de plaies infectées par des anaérobies.

Le sérum de Leclainche et Vallée paraît tout à fait indiqué lorsqu'il s'agit des plaies à streptocoques et des manifestations érysipélateuses.

Le nitrate d'argent à 1 pour 200000, lorsqu'il s'agit des plaies **atones à bactéries banales** (b. pyocyanique, staphylocoques, cocci).

(Comptes rendus de l'Académie des sciences, t. **162**, *p.* **89**, *séance du* 10 *Janvier* 1916.)

---

(2) Eau de Javel du commerce à 42 vol. de Cl.

DE L'EMPLOI DE L'EAU DE JAVEL
DANS LE TRAITEMENT DES PLAIES INFECTÉES

(en collaboration avec M. le Dr M. Cazin)

Les observations bactériologiques et cliniques que nous avons prises à l'hôpital de l'Ecole Polytechnique (fondation de Mme Messimy), depuis le mois de ·Décembre 1914, nous ont montré qu'il n'est pas possible d'établir une méthode unique pour la désinfection des plaies et nous ont, d'autre part, prouvé la spécificité de certains antiseptiques vis-à-vis d'une espèce ou d'un groupe de bactéries.

C'est ainsi que nous fûmes amenés à régler systématiquement l'emploi des antiseptiques d'après la flore microbienne des plaies, examinée de jour en jour.

Ces examens réguliers nous montrèrent les variations rapides d'une flore microbienne soumise à l'action d'un antiseptique donné.

Le plus souvent de simples frottis suffisaient à nous renseigner sur la qualité croissante ou décroissante des micro-organismes du pus et sur la nature des microbes pathogènes existant dans les plaies, celle-ci étant, en outre, spécifiée autant que possible par des cultures faites à l'Institut Pasteur.

Dans une note présentée par M. Roux à l'Académie des Sciences (1), nous avons résumé quelques-uns des résultats dus

---

(1) Cazin et S. Krongold. Sur l'emploi méthodique des antiseptiques, basé sur l'examen bactériologique du pus, dans le traietment des plaies infectées. C. R. de **l'Académie des Sciences,** Janvier 1916, t. 162, p. 89.

à cette méthode analytique, qui nous a permis de déterminer l'activité bactéricide de certains antiseptiques et de nous orienter sur le choix qu'il convient de faire parmi eux, suivant la flore observée.

Nous avons notamment signalé dans cette note, pour les plaies gangréneuses infectées par des anaérobies, la valeur germicide particulièrement énergique de l'eau de Javel du commerce diluée, selon le conseil de M. Borrel, dans la proportion de 15 grammes pour un litre d'eau stérilisée.

Sur les indications de M. Borrel, l'un de nous a étudié de la façon suivante l'action que l'eau de Javel diluée exerce *in vitro* sur les micro-organismes :

Après avoir fait macérer de la terre de jardin dans un litre d'eau ordinaire, on porte une goutte de cette eau de terre, décantée et filtrée, dans trois tubes à essai contenant des dilutions d'eau de Javel au $1/10^e$, au $1/100^e$ et au $1/1.000^e$.

Puis, après un contact de trente minutes et de trois heures, une goutte du contenu de chacun de trois tubes est ensemencée dans du bouillon.

Après trente minutes de contact les spores provenant de la terre de jardin cultivent encore, mais après trois heures de contact, les tubes de bouillon ensemencés restent stériles.

Depuis la publication de notre premier travail, nous avons pu procéder à des recherches plus complètes sur l'action antiseptique de la solution d'eau de Javel à 15 grammes pour un litre d'eau stérilisée, et nous rapportons aujourd'hui les résultats de nos constatations cliniques, basées sur 510 observations, prises à l'hôpital de l'Ecole Polytechnique depuis le mois de Septembre 1915 jusqu'au mois de Juin 1917, et dans lesquelles nous avons eu recours à la stérilisation des plaies par la solution d'eau de Javel à 15 gr. 0/00.

Pour préparer cette solution, nous nous sommes toujours servis de l'eau de Javel du commerce, de la marque « La Croix », fournie par le Service de Santé, et contenant 27 gr. 163 de chlore actif et 23 gr. 7 de soude par litre.

La quantité de chlore actif variant sensiblement d'un hypochlorite commercial à l'autre, il nous a semblé préférable de n'utiliser qu'une seule marque, de titre connu, et dont l'usage nous avait donné de bons résultats.

Cette eau de Javel, diluée dans la proportion de 15 grammes pour un litre d'eau stérilisée, a été appliquée au traitement des plaies infectées sous forme d'irrigations, pendant plusieurs jours et même plusieurs semaines, *sans jamais déterminer la moindre irritation.*

Action sur les tissus de la solution de Dakin, de l'hypochlorite de soude chirurgical de Daufresne et de l'eau de Javel du commerce diluée à 15 0/00. — Dans les cas graves d'infection anaérobie nous avons eu d'abord recours à l'emploi de l'hypochlorite de soude préparé *suivant la méthode de Dakin,* avec addition d'acide borique ayant pour but de neutraliser l'alcalinité de la liqueur primitive (1). Or cette solution s'est montrée irritante, malgré tout le soin apporté à sa préparation suivant le procédé indiqué par son auteur, et son action bactéricide nous a paru être inférieure à celle de l'eau de Javel à 15 0/00, qui, ainsi que nous l'avons dit déjà, n'a jamais produit la moindre action irritante, même après un usage prolongé de plusieurs semaines.

D'autre part, nous avons été incités par un travail de M. Daufresne (2) à contrôler l'action comparative sur la peau humaine des solutions de Dakin et de Daufresne, et de l'eau de Javel à 15 0/00.

La peau utilisée dans cette expérience a été recueillie aseptiquement sur le bras d'un blessé âgé de 23 ans, opéré pour grattage osseux et ablations d'esquilles.

Les lambeaux de peau ont été enlevés dans des parties saines et découpés en petits fragments. Chaque fragment, pesant

---

(1) Dakin. De l'emploi de certaines substances antiseptiques dans le traitement des plaies infectées. **La Presse Médicale,** 30 Septembre 1915, p. 378.

(2) Daufresne. Mode de préparation de l'hypochlorite de soude chirurgical. **La Presse Médicale,** 23 Octobre 1916, p. 476.

environ 3 décigrammes, fut introduit dans un flacon contenant 100 centimètres cubes de chacune des solutions.

La solution de Dakin et l'hypochlorite de soude chirurgical de Daufresne ont été préparés et titrés avec grand soin par M. Travers, de l'Institut Pasteur, suivant les procédés indiqués par leurs auteurs.

Voulant, d'autre part, réaliser l'expérience dans les mêmes conditions que M. Daufresne, nous avons ramené par dilution l'eau de Javel du commerce au même titre de 5 gr. 0/00 l'hypochlorite de soude que les solutions de Dakin et de Daufresne. Le titre en hypochlorite de soude de la solution d'eau de Javel à 15 0/00 n'est en effet que de 0,427 0/00, et il est, par conséquent, 12 fois moindre. Pour ramener la dilution d'eau de Javel au même titre que les solutions de Dakin et de Daufresne, il faut donc faire une solution contenant, au lieu de 15 grammes, 180 grammes d'eau de Javel 0/00. Cette dernière solution serait d'ailleurs parfaitement inutilisable dans le traitement des plaies et nous allons voir, grâce à l'action sur la peau humaine, la différence essentielle qui existe entre cette solution ramenée au titre des hypochlorites de Dakin et de Daufresne et la solution à 15 0/00 que nous avons utilisée pour l'emploi chirurgical.

En effet, pour les fragments de peau immergés dans les solutions de Dakin et de Daufresne, et dans la solution d'eau de Javel ramenée au même titre de 5 gr. 0/00 d'hypochlorite de soude, nous vons constaté, déjà après un contact de deux heures seulement, l'action destructive manifeste de ces trois solutions : les fragments étaient décolorés, le derme fortement gonflé, l'épiderme commençait à se détacher.

Dans les heures suivantes l'histolyse s'accentue, les fragments deviennent transparents, et, après vingt heures de contact, la gélification est complète, les fragments sont partiellement dissociés.

Au contraire, *dans la solution d'eau de Javel à 15 p. 1000 les lambeaux de peau humaine restent intacts,* même après un séjour de vingt-quatre heures ; à peine sont-ils légèrement décolorés, et l'épiderme reste parfaitement adhérent au derme.

Ces constatations sont d'ailleurs précisées par l'examen histologique de ces fragments de peau fixés au Bouin après vingt-

quatre heures de contact dans les différentes solutions. Les
résultats de cet examen se trouvent résumés dans le tableau
suivant

Durée du contact	Solution Dakin Hypochlorite Daufresne Eau de Javel à 50°/°° d'hypochlorite	EAU DE JAVEL	
		à 15 o/oo (contenant 0,427 o/oo d'hypochlorite)	à 10 o/oo
	Etat de la peau		
2 heures	Décoloration, derme gonflé, début d'exfoliation de l'épiderme, gélification partielle.	Aspect normal.	Aspect normal.
4 heures	Histolyse et exfoliation avancées. Gélification plus complète.	id.	id.
24 heures	Dissociation totale de l'épiderme, gélification complète, digestion partielle des fragments.	Légère décoloration.	Décoloration imperceptible.
	Examen histologique de la peau		
24 heures	Destruction totale de l'épiderme et de la couche dermopapillaire. Faisceaux du tissu conjonctif du derme mortifiés et partiellement dissociés ; quelques glandes sébacées (fig. 1).	Derme et épiderme parfaitement normaux avec glandes sudoripares profondes, glandes sébacées et poils.	

Action microbicide de la solution d'eau de Javel du commerce ; résultats cliniques. — Nous avons traité, à l'hôpital de
l'Ecole Polytechnique, par la solution antiseptique d'eau de
Javel du commerce diluée à 15 p. 1000, 510 cas de blessures de
guerre, comprenant :

155 fractures compliquées, avec grands délabrements, mortification et nécrose plus ou moins étendue des tissus ; un certain
nombre de ces fractures intéressaient les articulations voisines ;

286 plaies très infectées des parties molles, vastes arrachements musculaires, par projectiles ayant pénétré profondément,
parfois avec section de vaisseaux importants ;

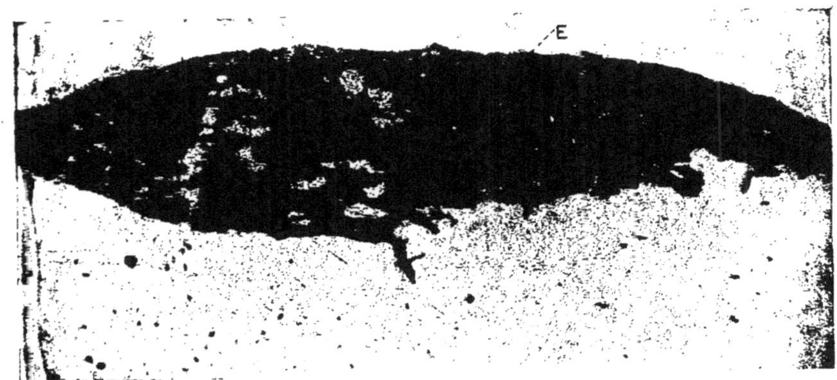

FIG. 1. — Aspect de la peau humaine après séjour de 24 heures dans l'hypochlorite à 5 p. 1000. Coupe perpendiculaire à la surface de la peau, photographiée à un faible grossissement. L'épiderme E est détruit.

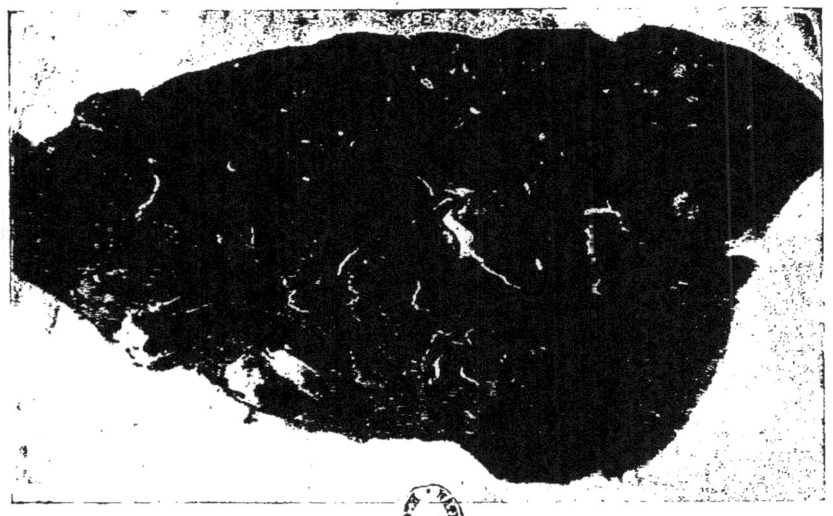

FIG. 2. — Aspect de la peau humaine après séjour de 24 heures dans une solution d'eau de Javel à 15 p. 1000, contenant 0,427 p. 1000 d'hypochlorite de soude. Coupe perpendiculaire à la surface de l'épiderme E, photographiée à un faible grossissement. La structure de la peau est absolument normale.

44 amputés venant de la zone des armées avec des plaies opératoires suppurées. Il s'agissait de malades infectés, affaiblis par une suppuration antérieure grave et souvent prolongée (lambeaux de qualité douteuse, fusées purulentes dans les gaînes tendineuses et musculaires, etc.) ;

25 blessés, porteurs de plaies multiples, sétons des parties molles, plaies plus ou moins superficielles des masses musculaires, avec fragments de projectiles et débris vestimentaires, quelquefois avec léger dégagement gazeux à l'ouverture de la plaie.

Sur ces 510 blessés il y a eu 3 morts seulement : un blessé présentant une fracture compliquée de l'humérus gauche, et des plaies multiples par éclats d'obus du dos, de la cuisse gauche et des deux pieds, est mort de tétanos huit jours après son entrée à l'hôpital. Un autre blessé, atteint d'une fracture compliquée de jambe avec plaies très infectées par éclats d'obus, est mort quarante-huit heures après l'amputation de la jambe. Le troisième, arrivé avec des blessures multiples des membres inférieurs et du bassin par éclats d'obus est mort le dixième jour à la suite d'un ictère grave.

Sur les 507 blessés qui ont guéri, 2 amputations ont été faites à cause de l'étendue des lésions et non en raison de leur septicité ; 33 blessés au moins, malgré les lésions vasculaires qu'ils présentaient et l'état d'attrition des muscles, n'ont pas fait de gangrène.

Comme il ne nous est pas possible de rapporter ici toutes ces observations, nous en avons choisi seulement quelques-unes, parmi beaucoup d'autres dont la flore microbienne a été examinée de jour en jour.

En résumé, la solution d'eau de Javel du commerce, diluée dans les proportions de 15 gr. 0/00, possède des propriétés bactéricides très actives, tout en étant parfaitement tolérée par les tissus, même en applications continues.

L'analyse chimique de la solution de Dakin, de l'hypochlorite de soude chirurgical de Daufresne, et de l'eau de Javel du commerce diluée à 15 gr. 0/00, ainsi que l'étude comparative de leur action sur les tissus, nous a montré les différences essentielles qui existent entre ces trois solutions.

L'étude histologique de la peau soumise à l'action de chacune d'elles confirme le pouvoir destructif des hypochlorites de Dakin et de Daufresne, se manifestant nettement au bout de deux heures de contact, et démontre au contraire l'innocuité absolue de la solution d'eau de Javel à 15 0/00, même après un contact de vingt-quatre heures.

Enfin les résultats cliniques, portant sur 510 cas de plaies infectées traitées par l'eau de Javel à 15 0/00, nous ont montré son action bactéricide supérieure à celle de la solution de Dakin, et en particulier son action spécifique contre les anaérobies.

En raison de son maniement si simple, nous pensons qu'il serait utile pour les blessés que l'emploi de l'eau de Javel à 15 0/00 se généralisât, à la fois au point de vue de son efficacité et de ses qualités non irritantes, les propriétés caustiques de la solution de Dakin nous paraissant devoir être attribuées à la trop grande proportion d'hypochlorite de soude qu'elle renferme.

OBSERVATIONS

OBSERVATION 1. — I.... Omer, âgé de 35 ans, soldat au ...e d'infanterie, blessé le 8 octobre 1915 à Souain : Fracture compliquée du fémur droit, au tiers inférieur, par éclat d'obus. Entre le 13 octobre à l'Hôpital V. G. 3 (Hôpital Messimy).

Plaies très infectées, avec suintement abondant, très odorant ; température 40°2.

L'examen microscopique, fait le jour de son entrée, montre un grand nombre de bâtonnets fins et flexueux, quelques formes sporulées, des staphylocoques, du tétragène. La culture sur gélose Veillon du **vibrion septique** et du **bacillus perfringens.**

Du 14 au 24, deux fois par jour, grandes irrigations à l'hypochlorite de soude (solution de Dakin). Après dix jours de ce traitement, **les lavages deviennent très douloureux** et la solution se montre irritante ; des traînées rouges apparaissent, là où se fait l'écoulement du liquide sur la peau sous-jacente aux plaies, qui est nettement irritée par le contact de la solution. On diminue la durée des lavages.

L'évolution de la flore microbienne pendant ce temps est la suivante :

Le 15 octobre, l'examen microscopique montre un garnd nombre de **bacillus perfringens** et quelques streptocoques.

Le 18 le nombre des streptocoques augmente considérablement, et l'on constate la présence d'un grand nombre de **bacillus perfringens.**

Les jours suivants, le nombre des streptocoques continue à augmenter.

En même temps la température remonte ; du 14 au 18 elle varie de 39°2 à 39°9 ; le 20 et le 21 elle atteint 40°2.

Le 20, large débridement, extraction de projectiles, drainage du genou. Le soir et le lendemain de l'intervention, la température se maintient à 40°2.

Le 21, injection hypodermique de 2 centimètres cubes de sérum de Vallée et Leclainche, le 22 injection de 15 centimètres cubes, les trois jours suivants injection de 20 centimètres cubes de ce sérum. Du 21 au 25 la température s'abaisse à 39°. On continue le lavage des plaies avec la solution de Dakin.

Le 23, l'examen microscopique montre du streptocoque presque en culture pure.

Les brûlures de la peau déterminées par le liquide de Dakin s'accentuant, on doit interrompre ce traitement.

Le 25 octobre, on commence les pansements au sérum de Vallée, après lavage préalable des plaies au sérum physiologique.

Le 1er novembre, diminution notable de la suppuration. L'examen microscopique montre encore des streptocoques, mais en bien moindre quantité.

Du 25 octobre au 12 novembre la température s'abaisse à 37°9.

Le 12 novembre, disparition des streptocoques ; la flore ne se compose plus que de staphylocoques, de nombreux cocci prenant le Gram.

Du 12 au 25 novembre, lavages au nitrate d'argent à 1 p. 200.000, suivant la méthode de Danysz. Les tissus bourgeonnent activement, les plaies du genou se cicatrisent : la suppuration s'arrête et sérosité qui s'écoule des plaies ne montre, à l'examen microscopique, que quelques cocci. Les cultures anaérobies et aérobies restent négatives.

La température, du 12 au 25 novembre, varie entre 37° et 37°7.

Du 26 au 28, la température remonte à 38°2 et 38°9 ; le 26 il se produit une petite hémorragie secondaire au niveau de la plaie de la cuisse, puis quarante-huit heures après la suppuration reparaît, et une culture faite le 28 novembre montre la même flore anaérobie que celle du 13 octobre.

Le 28 on commence les irrigations à **l'eau de Javel à 15 grammes pour un litre d'eau stérilisée,** deux fois par jour.

Les irrigations ne sont nuellement irritantes, et par conséquent pas douloureuses.

La suppuration diminue rapidement, en même temps que la température descend.

Le 10 décembre, l'examen microscopique ne montre que des staphylocoques et des cocci.

Etat général excellent.

Le blessé est évacué sur l'hôpital 79 en bonne voie de guérison, quoique présentant encore un trajet fistuleux.

Observation II. — F... Albert, âgé de 42 ans, soldat du génie, blessé le 8 octobre 1915 à Souain. Fracture compliquée du fémur par éclat d'obus, très infectée, avec plaie pénétrante du genou. Les plaies donnent un suintement fétide. Arthrotomie large du genou.

L'examen du pus, pratiqué le 13 octobre, montre de nombreuses formes sporulées identiques à celles du vibrion septique, du **bacillus perfringens,** des streptocoques, des staphylocoques, des cocci.

Le même jour, on commence l'irrigation continue avec l'hypochlorite de soude (solution de Dakin), du matin au soir, avec interruption de 13 heures à 15 heures. Extension continue à partir du 15.

Après huit jours d'instillation continue avec la solution de Dakin, la peau est nettement brûlée au pourtour de la plaie, et le malade en souffre.

Une culture faite le 20 octobre en gélose Veillon donne deux espèces de bâtonnets, vibrion septique et bacillus perfringens, des formes sporulées et des streptocoques.

Le 22, les brûlures s'accentuent, on interrompt le traitement par le liquide de Dakin, et l'on fait des instillations continues au nitrate d'argent à 1 pour 200.000.

La température qui, du 15 au 21 octobre, oscillait entre 38°8 et 38°9, puis, du 22 octobre au 4 novembre, entre 38°2 et 38°8, varie entre 37°2 et 37°8 du 4 au 20 novembre.

Entre temps, on fait, de huit en huit jours, 8 injections de 10 centimètres cubes de sérum antitétanique.

Une culture faite le 23 novembre, un mois après le début du traitement par le nitrate d'argent, montre toujours du bacillus perfringens et des streptocoques. Mais cependant l'examen microscopique pratiqué le 29 indique une flore moins abondante.

Du 29 novembre au 6 décembre, la température, de 37°5, remonte à 38°8 ; le 8 décembre on enlève plusieurs séquestres et l'on nettoie le foyer.

Le 10 décembre, l'examen microscopique, complété par des ensemencements, décèle la présence du bacillus perfringens, de streptocoques, de bacterium coli.

On commence alors les irrigations à l'eau de Javel à 10 p. 100.

Du 13 au 18 décembre, la température qui, du 9 au 13, oscillait entre 38°6 et 39°, descend à 38° et 37°9. La suppuration diminue, les tissu bourgeonnent très activement.

A partir du 26 décembre, la température redevient irrégulière avec de grandes oscillations. On a recours au vaccin de Weinberg contre le bacillus perfringens.

La suppuration persistant et la perte de substance osseuse n'ayant aucune tendance à se réparer, on pratique une amputation de cuisse, suivie d'irrigations du moignon à l'eau de Javel à 10 p. 100. La température tombe immédiatement et le malade guérit rapidement. Il quitte l'hôpital le 5 avril 1916.

OBSERVATION III. — B... Louis, âgé de 25 ans, de l'Infanterie coloniale, blessé en Champagne le 28 septembre 1915, entré le 10 octobre à l'Hôpital de Mᵐᵉ Messimy. Plaie du genou droit, et plaie très infectée du bras droit, avec fracture de l'humérus. Arthrite suppurée du genou, arthrotomie.

Les plaies suppurent abondamment, et l'état général du malade est très mauvais. Néphrite avec hématuries et œdème généralisé.

Plaie du genou. — Le 2 novembre, l'examen microscopique, complété par des cultures, montre du bacillus perfringens en grande quantité, des streptocoques et des staphylocoques.

A ce moment, la température oscille autour de 39°.

On fait des irrigations à l'hypochlorite de soude (solution de Dakin), et en même temps on injecte sous la peau du vaccin de Weinberg contre le bacillus perfringens (4 injections successives d'un cc., pendant 4 jours consécutifs). La température descend de 39° à 38°.

Cependant les examens microscopiques et les cultures continuent à montrer la présence du bacillus perfringens, des staphylocoques et des streptocoques en grand nombre.

Après dix jours d'irrigations avec la solution de Dakin, le nombre des streptocoques augmente dans de telles proportions qu'on doit interrompre ce traitement.

Du 13 au 23 novembre, on fait des pansements au sérum de Vallée et Leclainche ; la température, de 39°, descend progressivement à 37°6 et 37°2, puis le 23 elle remonte à 38°3. La suppuration continue à être abondante ; l'examen microscopique pratiqué le 23, et complété par des ensemencements, montre toujours un grand nombre de bacillus perfringens, quelques streptocoques et staphylocoques.

Le 23 on commence les irrigations **à l'eau de Javel à** 15 p. 100. En même temps, on fait des injections sous-cutanées du vaccin de Weinberg contre le bacillus perfringens (6 injections d'un cc. pendant 6 jours consécutifs). La température, de 38°3 descend à 37°5 et 37°2.

Le 29 l'examen microscopique montre la disparition du bacillus perfringens et la présence de quelques streptocoques et staphylocoques ; une culture anaérobie reste négative.

Le 12 décembre, à l'examen microscopique on trouve encore des staphylocoques, mais plus de streptocoques. La plaie est en bonne voie de cicatrisation.

Plaie du bras. — Du 1er au 30 octobre, bains au nitrate d'argent à 1 pour 200.000.

Du 3 au 23 novembre, lavages au sérum physiologique.

Le 23 novembre, l'examen microscopique montre des streptocoques et des staphylocoques ; culture anaérobie **négative.**

Pansements au sérum de Leclainche et Vallée.

Le 29 novembre, à l'examen microscopique, on trouve du bacillus perfringens en abondance, et on obtient une culture anaérobie positive.

Lavages à l'eau de Javel à 15 p. 1000. — La suppuration diminue de jour en jour, en même temps que la température qui, jusqu'au 15 décembre, oscille autour de 38°, devient normale à partir du 15.

Le malade, évacué en mars sur Erquevilly, est traité par l'héliothérapie, qui achève sa guérison.

Observation IV. — G... Omer, âgé de 25 ans, soldat d'infanterie, blessé le 14 octobre 1915 en Champagne, entré le 23 octobre à l'Hôpital V. G. 3 (Hôpital Messimy). Plaies très infectées du bras et de la main gauches, plaie de la jambe droite. Température : 40°2.

Le 23, une culture en gélose Veillon donne du bacillus perfringens.

Irrigations à l'hypochlorite de soude (solution de Dakin). Injections sous-cutanées de vaccin de Weinberg contre le bacillus perfringens (4 injections d'un cc. pendant 4 jours consécutifs).

Du 24 au 28 la température descend de 40° à 38°.

Le 29 l'examen microscopique du pus montre surtout des streptocoques. Ici encore leur augmentation progressive coïncide avec l'usage prolongé de la solution de Dakin.

Du 29 octobre au 1er novembre la température remonte à 40°2.

Le 30, extirpation d'une poche anévrismale développée aux dépens de l'artère humérale.

Du 1er au 12 novembre, pansements au sérum de Vallée et Leclainche, et en même temps injections sous-cutanées du même sérum.

La température descend progressivement à la normale et la suppuration diminue considérablement.

Le 12, l'examen microscopique montre des diplocoques, des staphylocoques et seulement quelques streptocoques.

Du 12 au 19, lavages au nitrate d'argent à 1 pour 200.000.

La plaie du bras est presque complètement cicatrisée. Celle de la main suppure encore abondamment ; on la débride à nouveau le 21.

Le 23, on y constate à l'examen microscopique des streptocoques, des staphylocoques et du bacillus perfringens. Culture anaérobie positive.

Le 25, on commence les **instillations continues à l'eau de Javel à** 10 p. 100. Injections sous-cutanées de sérum de Weinberg contre le bacillus perfringens (4 injections quotidiennes de 1 cc.).

La température descend progressivement, et la suppuration diminue rapidement. Les plaies prennent un aspect parfait.

Après quatre jours de traitement par l'eau de Javel, l'examen microscopique montre quelques streptocoques, des cocci, pas de perfringens ; culture anaérobie négative.

On remplace les instillations continues par des irrigations avec la même solution, et l'on donne ensuite des bains de main à l'eau de Javel à 5 pour 100.

Les plaies sont presque complètement cicatrisées, lorsque le blessé quitte l'hôpital.

OBSERVATION V. — C... André, âgé de 24 ans, soldat d'infanterie, blessé le 25 septembre 1915, à Neuville-Saint-Vaast. Entré le 29 à l'Hôpital Messimy. Plaie profonde très infectée du mollet gauche. Etat géhéral très mauvais. Température 40°.

L'examen microscopique pratiqué le 29 montre de nombreuses spores du vibrion septique, des spores du bacille de Nicolaïer, du bacillus perfringens en grande quantité.

Le 28, 10 centimètres cubes de sérum antitétanique ; le 29, deuxième injection de 10 centimètres cubes ; huit jours après, troisième injection de 10 centimètres cubes.

Du 29 septembre au 7 octobre, **grandes irrigations à l'eau de Javel à** 15 pour 100 deux fois par jour.

Le pus est examiné tous les jours.

L'examen microscopique du 31 montre des staphylocoques en abondance, des cocci, et encore quelques rares formes sporulées identiques à celles du vibrion septique.

Le 2 octobre, le pus est inoculé au cobaye : les résultats de l'inoculation sont négatifs.

Du 29 au 5 octobre, la température tombe de 40° à 38°.

En même temps, la plaie prend un bon aspect et se déterge.

On continue toujours les irrigations à l'eau de Javel et la température devient bientôt normale.

Le 8 octobre, l'examen microscopique montre seulement des staphylocoques, des cocci ; culture anaérobie négative.

Du 10 au 19, lavages au sérum physiologique, et, du 19 octobre au 9 novembre, lavages au nitrate d'argent à 1 pour 200.000 Le bourgeonnement devient plus acitf et la plaie se comble rapidement. Elle est presque entièrement cicatrisée quand on évacue le blessé sur l'Hôpital auxiliaire 79, le 9 novembre '915.

OBSERVATION VI. — L... François, âgé de 32 ans, artilleur. Blessé le 10 avril 1917 dans un éboulement. Entré à l'Hôpital Messimy le 11. Fracture du fémur gauche au tiers supérieur, et fracture bimalléolaire ouverte de la jambe droite, avec saillie des os au dehors.

Malgré la gravité de cette dernière fracture, extrêmement infectée, on fait d'abord un traitement conservateur, après résection du fragment péronier extériorisé.

Première injection de 10 centimètres cubes de sérum antitétanique le 10 ; deuxième injection le 11 ; troisième injection le 20.

Du 11 au 19, la température monte progressivement de 37°9 à 39°9. Sérum de Leclainche et Vallée en injections hypodermiques.

Un examen bactériologique pratiqué le 22 avril montre une flore très abondante : de nombreuses formes sporulées, de gros bâtonnets prenant le Gram et ressemblant morphologiquement au bacillus perfringens, quelques streptocoques à longues chaînettes et à gros grains. Une culture anaérobie, faite en gélose Veillon, donne du bacillus perfringens et surtout des colonies abondantes de bacillus sporogenes.

Le 24 avril, on commence **l'irrigation continue à l'eau de Javel à** 15 pour 100. Injections sous-cutanées de vaccin de Weinberg (1 cc. pendant 3 jours consécutifs, et ensuite tous les 2 jours).

Le 30, l'examen microscopique ne montre plus de formes sporulées, mais encore de gros bâtonnets prenant le Gram et ressemblant au bacillus perfringens. Une culture anaérobie donne du bacillus perfingens associé au streptocoque.

Le 2 mai la flore a beaucoup diminué et l'on trouve à peine quelques minces bâtonnets prenant le Gram.

Le 4, une fusée purulente se produit dans la gaîne des péroniers.

Le 6, amputation du pied ; large débridement de la jambe.

Un prélèvement fait au moment de l'intervention montre un grand nombre de spores tétaniformes, de longs bâtonnets minces prenant le Gram et quelques bacillus perfringens.

On continue les injections de sérum antitétanique tous les huit jours, à la dose de 10 centimètres cubes, jusqu'au 20 mai, où la cicatrisation est presque complète.

Bains continus de la jambe à l'eau de Javel à 10 pour 100.

OBSERVATION VII. — M... Auguste, 21 ans, cuirassier, blessé le 5 mai 1917 dans l'Aisne, amputé de cuisse le 15, évacué sur l'Hôpital Messimy le 17, avec un moignon de mauvais aspect, tissus sphacélés, suintement fétide, état général défectueux, température oscillant autour de 39°.

Un frottis montre à l'arrivée du blessé une grande quantité de gros bâtonnets prenant le Gram, et morphologiquement identiques au bacillus perfringens, du pneumo-bacille et du streptocoque ; la culture anaérobie sur gélose Veillon donne de nombreuses colonies de bacillus perfringens, avec abondant dégagement gazeux.

Dès le 18 mai **irrigations continues à l'eau de Javel à** 15 pour 100. Les tissus sphacélés s'éliminent rapidement, à l'exception de quelques points grisâtres qui persistent. La température descend progressivement à 38°.

Le 23 un frottis montre seulement quelques bacillus perfringens, un pneumobacille et des cocci.

Le 20 culture anaérobie négative.

L'examen microscopique fait le 31 montre de nombreux staphylocoques, quelques streptocoques. Une culture aérobie donen du bacillus proteus et un semis de streptocoque. On isole ce dernier pour en préparer un auto-vaccin chauffé qu'on injecte sous la peau du malade le 4 mai, en injectant successivement o cmc. 1, o cmc. 2, o cmc. 3, o cmc. 5, et ensuite 1 centimètre cube tous les jours.

A partir du 10 l'état général s'améliore sensiblement, les tissus du moignon commencent à bourgeonner d'une façon active, il ne s'écoule plus de la plaie qu'un peu de sérosité.

Le 11, culture anaérobie négative ; la culture aérobie donne seulement deux colonies de staphylocoques.

Le 12 on rapproche par quelques points de suture les lambeaux cutanés du moignon, et la cicatrisation s'achève rapicement, sous l'influence de l'héliothérapie qu'on commence le 25.

OBSERVATION VIII. — V... Gustave, 28 ans, brigadier de cuirassiers, blessé le 28 avril 1917 dans l'Aisne, évacué le 2 mai sur l'Hôpital Messimy. Plaie très infectée de la jambe gauche avec perte de substance tibiale sur une hauteur de 5 à 6 centimètres. Température 39°.

Un frottis montre un grand nombre de gros bâtonnets prenant le Gram, associés avec du streptocoque en courtes chaînettes et des cocci. Une culture sur gélose Veillon donne de nombreuses colonies de bacillus perfringens.

Grands lavages à l'eau de Javel à 15 pour 1000, 2 fois par jour. Immobilisation dans un appareil plâtré à anses.

Cinq jours après le début du traitement à l'eau de Javel, la plaie est bourgeonante, la suppuration a diminué considérablement, et les frottis ne montrent plus qu'une flore banale, quelques streptocoques et cocci. La température est descendue à 37°7, et à partir du 20 elle tombe à 37°2 et 37°4.

Une culture aérobie, faite le 24, donne encore du bacille pyocyanique, des staphylocoques et du pneumobacille de Friedlander. Ce dernier, anaérobie facultatif, a poussé aussi très abondamment sur la gélose Veillon. Absence totale des anaérobies stricts.

Le 26 on cesse l'eau de Javel et l'on fait de grands lavages au nitrate d'argent à 1 pour 200.000.

Le 24 juin la plaie est presque entièrement cicatrisée. Cure solaire à partir du 25.

OBSERVATION IX. — Ch... Albert, 22 ans, soldat d'infanterie, blessé le 25 septembre 1915 à Bouchavesnes, entré le 23 octobre à l'Hôpital Messimy. Fracture compliquée, très infectée des deux os de la jambe gauche, plaie de la face dorsale du pied gauche avec fractures des quatrième et cinquième métatarsiens. Mauvais état général. Température élevée.

Un frottis montre surtout de gros bacilles prenant le Gram et ressemblant morphologiquement au bacillus perfringens.

Lavages continus à l'eau de Javel à 15 pour 1000 ; l'odeur fétide des plaies disparaît rapidement et les plaies prennent un bon aspect, en même temps que la température devient normale et que l'état général s'améliore.

Après quarante jours de traitement par l'eau de Javel, celle-ci est remplacée par le nitrate d'argent à 1 pour 200.000.

Guérison complète au début de février.

OBSERVATION X. — B... Louis, 20 ans, artilleur, blessé le 2 octobre 1916, entré le 8 octobre à l'Hôpital Messimy. Plaies multiples très infectées, avec fracture ouverte du tibia gauche. Suppuration fétide très abondante. Instillation continue et grands lavages à l'eau de Javel à 15 pour mille.

En février 1917, les plaies sont cicatrisées, mais il y a une perte de substance tibiale de 5 centimètres et demi environ de hauteur. Ostéosynthèse au fil d'argent, après résection du péroné sur une égale hauteur. Silicate après quarante-cinq jours ; consolidation complète trois semaines plus tard. Evacuation en parfait état de guérison.

OBSERVATION XI. — B..., 37 ans, soldat d'infanterie, blessé le 12 septembre 1916, entré à l'Hôpital Messimy le 17 ; plaie profonde de la fesse gauche avec fracture de l'ischion et de l'extrémité supérieure du fémur. Plaies très infectées, avec suppuration fétide. Etat général grave.

Apès nettoyage des foyers osseux, extension continue et grands lavages à l'eau de Javel. Après un mois de traitement les plaies sont en bonne voie de cicatrisation et la température est normale. Guérison complète à la fin de décembre.

(Paris Chirurgical, t. IX, 1917, p. 389).

L'EMPOI DE L'EAU DE JAVEL

DU COMMERCE

DANS LE TRAITEMENT DES PLAIES INFECTÉES

(en collaboration avec M. le Dr M. Cazin)

Ainsi que M. Borrel l'a montré expérimentalement, les spores contenues dans la terre de jardin, plongées dans des dilutions d'eau de Javel au 1/10, au 1/100 et au 1/1000, après une demi-heure de contact, ne donnent plus de culture dans la gélose Veillon, tandis qu'elles cultivent encore dans le bouillon ; mais, après trois heures de contact, elles se montrent stériles même dans ce dernier milieu.

L'eau de Javel employée contenait 27 gr. 163 de chlore actif et 23 gr. 7 de soude par litre. Partant de ce fait expérimental, nous avons adopté, pour nos solutions antiseptiques d'emploi chirurgical, l'eau de Javel diluée dans la proportion de 15 gr. pour 1 litre d'eau stérilisée. Dans une Communication antérieure à l'Académie des Sciences (1), nous avons signalé le haut pouvoir bactéricide de cette solution d'eau de Javel à 15 pour 1000, parfaitement tolérée par les tissus, même en applications continues. Depuis, nous avons enregistré les résultats de 510 cas de blessures traitées par la solution d'eau de Javel (à 15 pour 1000), à l'hôpital de l'Ecole Polytechnique (ambulance de Mme Messimy) depuis le mois de Septembre 1915 jusqu'au mois de Juin 1917, et, par un grand nombre d'examens bactériologiques de plaies, nous avons démontré son action spécifique sur un groupe de bactéries : anaéorbies. Ces 510 cas comprennent :

Comptes rendus de l'Académie des Sciences, janvier 1916, t. 162, p. 89.

155 fractures compliquées ou fractures articulaires, avec grands délabrements, mortification et nécrose plus ou moins étendue des tissus.

286 plaies très infectées des parties molles, vastes arrachements musculaires par projectiles ayant pénétré profondément, parfois avec section de vaisseaux importants.

44 amputés venant de la zone des armées avec des plaies opératoires suppurées. Il s'agissait des malades infectés, affaiblis par une suppuration antérieure grave et souvent prolongée (lambeaux de qualité douteuse, fusées purulentes dans les gaines tendineuses et les loges musculaires, etc.).

25 blessés, porteurs de plaies multiples, sétons des parties molles, plaies plus ou moins superficielles des masses musculaires, fragments de projectiles et débris vestimentaires, quelquefois avec un léger dégagement à l'ouverture de la plaie.

Parmi ces 510 blessés il y a eu seulement 3 morts ; un porteurs de plaies multiples par éclats d'obus est mort du tétanos 8 jours après son entrée à l'hôpital ; un autre, porteur d'une fracture compliquée de jambe avec plaies très infectées par éclats d'obus, est mort 48 heures après l'amputation ; le troisième, arrivé sans pouls avec des blessures multiples des membres inférieurs et du bassin par éclats d'obus, est mort le dixième jour à la suite d'un ictère grave. Sur les 507 autres blessés graves ou deux amputations ont été faites à cause de l'étendue des lésions et non en raison de leur septicité. 33 blessés au moins, malgré les lésions vasculaires qu'ils présentaient et l'état d'attrition des muscles, n'ont pas fait de gangrène gazeuse.

L'emploi de l'eau de Javel du commerce diluée, dans le traitement des plaies infectées, a été dit inutilisable à cause de ses propriétés irritantes ou caustiques. M. Daufresne (1) croit même l'avoir démontré expérimentalement par l'action sur les tissus. Or, nous avons comparé l'action sur la peau humaine de la solution de Dakin ; de l'hypochlorite de soude chirurgical de Daufresne (2) et de l'eau de Javel du commerce ramenée par dilution au titre de 0,50 pour 100 d'hypochlorite de soude, altère la peau. Ce n'est pas cette dilution à 0 gr. 50 pour 100 que nous utilisons pour l'usage chirurgical, mais bien la solution contenant 15 gr. d'eau de Javel par litre d'eau et renfermant seulement 0 gr. 427 d'hypochlorite de soude pour 1000, soit 12 fois moins que les liquides de Dakin ou de Daufres-

---

(1) La **Presse Médicale,** 23 Octobre 1916, p. 474-476.
(2) Les hypochlorites de Dakin et de Daufresne ont été préparés et titrés avec grand soin par M. **Travers,** de l'Institut Pasteur.

ne. Notre dilution d'eau de Javel mise en contact avec des fragments de peau n'altère nullement celle-ci même après un contact de 24 heures, tandis que la même peau est sensiblement modifiée si elle reste 2 heures dans la solution de Dakin ou de Daufresne. Les coupes histologiques démontrent l'action nuisible des liquides contenant 0 gr. 50 pour 100 d'hypochlorite de soude.

Le tableau ci-dessous résume les résultats de nos expériences. Tous les essais ont été faits sur 3 dg. de peau humaine pour 100 cm³ de solution.

Durée du contact	Solution Dakin Hypochlorite Daufresne Eau de Javel à 5 o/oo d'hypochlorite	EAU DE JAVEL	
		à 15 o/oo (contenant 0,427 o/oo d'hypochlorite	à 10 o/oo
Etat de la peau			
2 heures	Décoloration, derme gonflé, début d'exfoliation de l'épiderme, gélification partielle.	Aspect sain	Aspect sain.
4 heures	Histalyse et exfoliation avancées. Gélification plus complète.	id.	.id.
24 hevres	Dissociation totale de l'épiderme, gélification complète, digestion partielle du fragment.	Légère décoloration.	Décoloration imperceptible.
Examen histologique de la peau			
24 heures	Destruction totale de l'épiderme et de la couche dermo-papillaire. Les faisceaux du tissu conjonctif du derme mortifiés et partiellement dissociés, quelques glandes sébacées.	Derme et épiderme parfaitement normaux avec glandes sudoripares profondes, glandes sébacées et poils.	

Conclusions. — La solution antiseptique d'eau de Javel à 15 pour 1000, contenant 0 gr. 427 d'hypochlorite, a fait ses preuves sous nos yeux. En raison de son maniement simple, nous pensons qu'il serait utile pour les blessés que son emploi se généralisât. La solution de Dakin s'est montrée irritante et son action bactéricide, au point de vue pratique de la désinfection des plaies, inférieure à celle de l'eau de Javel à 15 pour 1000. Nous croyons devoir attribuer les propriétés caustiques du liqui- de de Dakin à la trop grande proportion de l'hypochlorite de soude.

(*Comptes rendus de l'Académie des Sciences*, t. 163, p. 569, séance du 22 Octobre 1917.)

DE L'EMPLOI DES ANTISEPTIQUES
DANS LE TRAITEMENT DES PLAIES INFECTÉES

(en collaboration avec M. le Dr M. Cazin)

(Travail du laboratoire de M. Borrel, à l'Institut Pasteur).

Comme le dit M. Carnot dans son rapport, l'abandon des antiseptiques a conduit, au début de la guerre, à des désastres dont le nombre est incalculable, mais il faut reconnaître que l'action chirurgicale précoce, dans cette même période, est restée le plus souvent nulle ou insuffisante. Si, plus tard, les résultats obtenus dans le traitement des plaies de guerre se sont tellement améliorés qu'ils ont pu atteindre la perfection, dans les cas où la réunion primitive des plaies était obtenue aussi bien qu'après l'ablation chirurgicale d'une tumeur, c'est principalement à la désinfection opératoire des plaies traitées le plus tôt possible, qu'on doit ces résultats excellents. Mais il n'en est pas moins vrai que, quand le traitement opératoire n'a pu être assez précoce pour empêcher l'infection de se produire et lorsque, malgré l'éxérèse la plus large des tissus mortifiés, la suppuration persiste, l'emploi judicieux des antiseptiques reste indiqué, à la condition de n'employer que des solutions assez diluées pour ne pas nuire aux tissus vivants des plaies, tout en conservant une action bactéricide suffisante.

Ainsi que nous l'ont montré nos observations bactériologiques, recueillies méthodiquement depuis le mois de décembre 1914, il n'est pas possible d'adopter une méthode unique pour la désinfection chimique des plaies septiques, et c'est d'après la flore microbienne de chaque plaie que l'on doit régler des différents antiseptiques appropriés (1). Nous avons pu ainsi déter-

---

(1) Cazin et S. Krongold. Sur l'emploi méthodique des antiseptiques, basé sur l'examen bactériologique du pus, dans le traitement des plaies infectées. **Comptes rendus de l'Académie des Sciences,** t. 161, p. 89, 10 Janvier 1916.

miner la mode d'activité bactéricide de certains antiseptiques, et nous orienter sur l'utilité de leur emploi et le choix qu'il convient de faire parmi eux, dans chaque cas particulier, suivant la flore observée.

C'est ainsi que nous avons étudié, dans le traitement des plaies de guerre, l'action des *solutions extrêmement diluées de nitrate d'argent* (solution à 1 p. 200.000), suivant la méthode de Danysz. (1)

Une série d'observations a été communiquée sur ce sujet par l'un de nous, à la Société de Médecine de Paris (2). Nous avons pu, grâce à ces observations, préciser que l'action bactéricide de la solution de nitrate d'argent à 1 p. 200.000 ne se manifeste que sur des plaies dont la flore contient du bacille pyocyanique ou des staphylocoques en prédominance, associés à divers diplocoques, *cocci* ou autres bactéries banales. D'autre part, au point de vue de la cicatrisation des plaies, l'emploi du nitrate d'argent à cette dose infinitésimale exerce une action extrêmement favorable sur le bourgeonnement des tissus : il doit être recommandé, après stérilisation des plaies, pour activer le processus de réparation.

De même nous avons employé, en comparant leur action, les solutions *d'hypochlorite de soude*, préparées soit, suivant la méthode de Dakin (3) ou celle de Daufresne (4), dans la proportion de 5 *grammes* p. 1.000 *d'hypochlorite de soude*, soit, selon le conseil de M. Borrel, en diluant l'eau de Javel du commerce dans la proportion de 15 grammes pour 1 litre d'eau stérilisée, ce qui donne une solution contenant *seulement* 0 gr. 427 p. 1.000 *d'hypochlorite de soude.*

L'analyse chimique de la solution de Dakin, de l'hypochlorite de soude chirurgical de Daufresne, et de l'eau de Javel du

---

(1) J. Danysz. Traitement des plaies de guerre par les solutions de nitrate d'argent de 1 p. 200.000 à 500.000. **Comptes rendus de l'Académie des Sciences** t. 160, p. 107, 18 janvier 1915.

(2) M. Cazin. Traitement des plaies de guerre par la méthode de Danysz. **Bulletin et Mémoires de la Société de Médecine de Paris,** 1915, p. 60.

(3) Dakin. De l'emploi de certaines substances antiseptiques dans le traitement des plaies infectées. **La Presse Médicale,** 30 septembre 1915, p. 378.

(4) Daufresne. Mode de préparation de l'hypochlorite de soude chirurgical. **La Presse Médicale,** 23 octobre 1916, p. 476.

commerce diluée à 15 grammes p. 1.000, ainsi que l'étude comparative de leur action sur les tissus, nous a montré les différences essentielles qui existent entre ces trois solutions. (1)

L'étude histologique de fragments de peau humaine soumis à leur action, démontre le pouvoir destructif des solutions de Dakin et de Daufresne, se manifestent nettement au bout de 2 heures de contact, et prouve au contraire l'innocuité absolue de la solution d'eau de Javel à 15 p. 1.000, même après un contact de 24 heures. Nous croyons pouvoir attribuer les propriétés caustiques de la solution de Dakin à la trop grande proportion d'hypochlorite de soude qu'elle contient.

Nos observations cliniques basées sur 510 cas de plaies très infectées (2), traitées par l'eau de Javel à 15 p. .000, nous ont montré que celle-ci possède un **pouvoir bactéricide** supérieur à celui de la solution d'eau de Javel à 15 p. 1.C00, contenant 0 gr. 127 d'hypochlorite de soude p. 1.000, sont particulièrement actives lorsqu'il s'agit de plaies infectées par des anaérobies, et son action spécifique sur ce groupe de bactéries nous a été démontrée par un grand nombre d'examens bactériologiques des plaies.

Dans un certain nombre de cas de plaies gangreneuses particulièrement graves, nous avons complété avec succès l'action antiseptique directe par les injections sous-cutanées du *vaccin de Weinberg* contre le *Bacillus perfringens.*

Enfin, nous avons eu très souvent recours à l'action bactéricide indirecte du *sérum polyvalent de MM. Declainche et Vallée,* et nous avons obtenu d'excellents résultats avec l'emploi de ce sérum dans le traitement des infections à streptocoques, ainsi que le montrent les observations présentées à ce propos par l'un de nous, à la Société de Médecine de Paris. (3)

L'action du sérum de MM. Leclainche et Vallée paraît être presque exclusive sur les suppurations à streptocoques, et son

---

(1) Cazin et S. Krongold-Vinaver. L'emploi de l eau de Javel du commerce dans le traitement des plaies infectées. **Comptes rendus de l'Académie des Sciences,** t. 165, p. 569, 22 octobre 1917.

(2) Cazin et S. Krongold-Vinaver. De l'emploi ce l'eau de Javel dans le traitement des plaies infectées. **Paris Chirurgical,** t. IX, 1917, p. 389.

(3) Cazin. Traitement des plaies infectées par le Sérum polyvalent de Leclainche et Vallée, **Bulletin et Mémoires de la Société de Médecine de Paris,** 1915, p. 155, **et Paris Médical,** 1916, p. 262.

efficacité est bien minime, lorsqu'il s'agit de suppurations dues aux anaérobies, tels que le *Bacillus perfringens* et le vibrion septique, accompagnés de steptocoques, de tétragènes. Nous avons signalé également l'action rapide de ce sérum, employé localement en pansements humides et simultanément en injections sous-cutanées, sur les plaques érysipélateuses qui disparaissent très vite, sous l'influence de ce traitement.

En résumé, d'après l'étude que nous avons faite sur l'action de quelques antiseptiques, chacun de ces antiseptiques semble montrer une action élective sur tel ou tel germe. Il ne saurait donc être question, à notre avis, de proscrire l'emploi des antiseptiques dans le traitement des plaies infectées.

Les résultats que nous avons obtenus montrent ce que peut donner la désinfection des plaies réglée systématiquement d'après la flore microbienne des plaies, examinée de jour en jour.

De même, seul l'examen bactériologique d'une plaie, pratiqué d'une façon aussi précoce que possible, permet de lutter fructueusement, par la sérothérapie et la vaccinothérapie, contre la diffusion des microbes.

(*Comptes rendus des séances de la Société de Biologie*, t. LXXXI, p. 1214, séance du 16 décembre 1918).

SÉRUM ANTISTREPTOCOCCIQUE

RECHERCHES EXPÉRIMENTALES
SUR L'IMMUNITÉ ANTISTREPTOCOCCIQUE

(en collaboration avec M. V. Frasey)
(travail du laboratoire de M. Borrel, à l'Institut Pasteur)

L'immunisation des petits animaux de laboratoire (lapin)
contre un streptocoque virulent est un problème des plus diffi-
ciles, disait Aronson (1), et le sérum obtenu par des vaccinations
répétées se montra peu efficace ; celui obtenu chez les chevaux
par l'immunisation lente durant des mois et même des années
donna des résultats des plus discutés (Moser, Aronson, Marmorek, Besredka). Avec les travaux de Marmorek (2) sur la sérothérapie antistreptococcique, la conclusion fut qu'un sérum
antistreptococcique (immunisation lente) obtenu avec une espèce donnée protégera contre ce même streptocoque et restera sans
effet vis-à-vis d'un autre streptocoque d'origine différente.

En 1902, Neufeld (3) essaie un mode de vaccination plus
rapide. Il immunise des lapins avec 2 *injections*, une de cultures
chauffées de streptocoque et 10 jours après une dose plusieurs
fois mortelle d'une culture vivante. Ce sérum de lapin ayant
reçu seulement deux injections se montra actif.

Plus tard Marxer (4) réalise chez le cheval après six injections une immunité active.

Dans nos recherches sur l'immunité antistreptococcique
nous avons vacciné les chevaux contre le streptocoque avec *une*

---

(1) Aronson. **Berl. klin. Wochenschr.**, 1902, n° 42143.
(2) Marmorek. Le streptocoque et le sérum antistreptococcique.
Ann. Inst. Pasteur, 1895, p. 593.
(3) Neufeld. Ueber Immunitat mit Agglutination bei Streptoko
kken, **Zeit. f. Hyg.,** t. XLIV, fasc. 2, p, 161-182.
(4) Marxer. **Berl. klin. Wochenschr.**, 22 Août 1910, p. 1583-1585.

seule et unique injection d'une culture vivante de streptocoque en bouillon ascite, culture de 24 heures (1 partie d'ascite pour 3 parties du bouillon).

La souche R dont nous nous servons est de provenance humaine. Ce streptocoque a été isolé par l'un de nous, au cours de la pleurésie post-grippale chez un malade du Dr Cazin, au mois de novembre 1918.

Depuis, l'activité du virus reste fixe et se conserve parfaitement en bouillon ascite à la glacière ;

```
o c. c.   1   de culture sous la peau tue une souris
              de 16 à 22 grammes, entre ..........  24 et 48 heures.
o c. c.  o1   de culture sous la peau tue une souris
              entre  ...........................  2 et 3 jours.
o c. c. oo1  de culture tue la souris entre ..........  3 et 5 jours.
```

Pour fixer la limite d'une dose éventuellement mortelle pour le cheval, nous avons donné aux six chevaux les doses suivantes :

```
1er cheval reçoit en injection intraveineuse 10 c. c. \
2e cheval        —              —            20 c. c.  | d'une culture de
3e cheval        —              —            40 c. c.  } 24 heures de
4e cheval        —              —            80 c. c.  | streptocoque
5e cheval        —              —           200 c. c.  / en bouillon ascite
6e cheval        —              —            1 litre de culture
```

Aucun cheval n'est mort à la suite de ces injections.

Ce fait nous amena au mode rapide d'immunisation. Chaque dose injectée détermina chez le cheval une très forte réaction thermique ; elle est de 40° 5 après l'injection de 200c. c., de 39° 8 chez le cheval ayant reçu dans la veine 1 litre de culture et de 39° 7 pour le cheval qui a reçu 80c. c.

La réaction thermique se maintient chez chaque cheval un temps variable : 48 heures pour le cheval ayant reçu la plus forte dose, 1 litre de culture et 3 à 4 jours après une dose de 80c. c. Les chevaux sont saignés quinze jours après l'injection.

Les dosages ont été faits sur des souris et voici quel était le pouvoir préventif de notre sérum.

Nous donnons à titre d'exemple quelques expériences :

Cheval A reçoit dans la veine une seule injection de 80 c. c. de culture de 24 heures du streptocoque R en bouillon ascite, 15 jours, après, o c. c., 1 du sérum de ce cheval injecté sous la peau d'une souris de 16 à 22 grammes la protège 10 jours contre o c. c. 1 de culture du streptocoque R (dose 100 fois mortelle) inoculée à la souris 20 à 24 heures après l'injection du sérum.

Contre les doses de o c. c. oi et o c. c. ooi de culture les 2 gouttes du sérum (o c. c. i) donnent aux souris la survie défmitive.

Les témoins sans sérum sont morts : o c. c. i après 24 heures, o c. c. oi à 48 heures, o c. c. ooi après 3 jours.

Cheval B reçoit dans la veine une dose massive de i litre de culture de 24 heures en bouillon ascite, 20 jours après l'injection o c. c. i de son sérum protège la souris 6 jours contre une dose cent fois mortelle (o c. c. i) de culture du streptocoque R et donne la survie contre o c. c. i et o c. c. ooi de culture.

Les trois contrôles sans sérum sont morts après 36 heures, 48 heures et 4 jours.

A titre de comparaison nous avons préparé deux chevaux de la façon suivante : l'un reçoit des quantités progressivement croissantes du virus vivant, l'autre du virus tué par l'alcool-éther.

Cheval C reçoit dans la veine pendant 10 jours quotidiennement, d'abord 6 centigrammes, ensuite les doses croissantes (en tout 103 centigrammes), d'une culture de streptocoque R tuée par alcool-éther et désséchée (méthode de M. Nicolle). 11 jours après la dernière injection, o c. c. i de sérum du cheval C protège une souris 5 jours contre la dose de o c. c. i de culture du streptocoque R, 15 jours contre o c. c. oi de culture et définitivement contre o c. c. ooi de culture.

Les témoins sont morts o c. c. i après 24 heures, o c. c. oi à 3 jours, o c. c. ooi après 5 jours.

Cheval D reçoit dans la veine les quantités progressivement croissantes du virus.

L'immunisation dura 3 mois. Le cheval a reçu en tout 120 c. c. de culture vivante. 14 jours après la dernière injection, o c. c. i de sérum de ce cheval injecté sous la peau d'une souris la protège 4 jours contre o c. c. i de culture, 5 jours contre o c. c. oi de culture et 16 jours contre o c. c. ooi de culture.

Les souris témoins sont mortes après 48 heures, 3 jours et 5 jours.

D'autre part le sérum du cheval A (0 c. c. 1) éprouvé vis-à-vis des streptocoques étrangers, autres que celui qui a servi à l'immunisation de ce cheval, protègera la souris :

1° 6 jours contre o c. c. i de culture (dose 10 fois mortelle) d'un streptocoque de provenance humaine (isolé d'un liquide pleural), 10 jours contre o c. c. oi de culture. Les témoins sont morts o c. c. i de culture et 10 jours contre o c. c. ooi de culture.

Les souris témoins sont mortes o c. c. i après 24 heures, o c. c.oi après 4 jours et o c. c. ooi après 4 jours.

En résumé : De nos recherches faites jusqu'à présent il résulte qu'on peut immuniser le cheval avec *une seule* dose relativement grande d'un streptocoque humain virulent d'emblée pour la souris.

Le cheval vacciné par *une seule* injection de culture **vivante** de streptocoque humain virulent donne un sérum supérieur à celui qu'on obtient par une immunisation fracionée et longue de plusieurs mois.

Ce sérum après quinze jours déjà montre des propriétés préventives très actives et non seulement contre le streptocoque R qui a servi à l'immunisation du cheval, mais aussi contre des streptocoques étrangers.

L'injection d'une très forte dose telle que 1 litre de culture vivante de streptocoque, dans la veine du cheval ne provoque pas une réaction thermique plus forte qu'une dose inférieure.

De même une très grande quantité de virus injectée semble *ne pas* produire de meilleur résultat qu'une plus faible.

(*Comptes rendus des séances de la Société de Biologie*, t. LXXXII, p. 606, séance du 17 juin 1919).

POUVOIR PATHOGÈNE ET VIRULENCE
DES STREPTOCOQUES

(Laboratoire de M. Borrel, Institut Pasteur)

Dans notre précédente note (1), nous avons donné les résultats de l'immunisation anti-streptococcique obtenue chez les chevaux avec une souche R, de provenance humaine (pleurésie post-grippale), n'ayant subi aucun passage par l'animal virulent pour la souris et dont la virulence reste fixe depuis le mois de novembre 1918.

Nous complètons aujourd'hui l'étude des propriétés antigènes de ce streptocoque par la description de ses caractères biochimiques.

Notre germe fut étudié par rapport aux douze autres différents échantillons de streptocoques humains. Le streptocoque R. qui nous intéresse donne sur gélose des colonies séparées à centre acuminés à bords crénelés après quarante-huit heures. Il ne trouble jamais le bouillon, mais donne des grumeaux. Pousse très bien dans le bouillon sans sucre, abondamment dans le bouillon glucosé, moins bien dans le bouillon T. (2). Sa virulence se conserve le mieux en bouillon ascite (une partie d'ascite artificiel (sérum formulé) pour 3 parties de bouillon). Les repiquages successifs de bouillon ascite et sa conversation en tubes scellés à la glacière montrent après huit mois, au lieu de chaînettes courtes à grains ronds réguliers, un polymorphisme très marqué. Ce sont des chaînettes avec de gros grains aplatis, des cocci parfois très volumineux des formes spéroïdales en massue. Remis sur gélose, il redonne les colonies caractéristiques et formes habituelles de streptocoques. Ce polymorphisme (forme de résistance

---

(1) Vinaver et V. Frasey, **C. R. Soc. Biol.,** 7 **Juin** 1919.
(2) Milieu de Ch. Truche, A. Cramer et L. Cotoni, **Ann. Inst. Pasteur,** 1918, p. 480.

probablement pour notre germe) propre à certaines souches de streptocoques fut signalé en 1918 par Kraskowska et Nitsch (1). En bouillon-œuf (milieu de Besredka (2) et en bouillon-ascite humain, la culture est abondante, les chaînettes très longues. Pas de polymorphisme, même après de nombreux repiquages, mais la virulence devient irrégulière par comparaison à celle en bouillon-sérum formolé. Notre germe est moyennement hémolytique et pousse bien en gélatine. Ne liquéfie que la gélatine acidifiée avec 1,20 HCL et 1,71 p. 1.000 en SO^4H^2 (3). Il coagule le lait en donnant après 48 heures un caillot rétracté latéralement ; la quantité de caséine digérée est très élevée. 33 p. 100 environ (4). Il attaque les sucres avec une acidité d'arrêt de 2,45 p. 1.000 en SO^4H^2. Virulent pour les souris d'une façon fixe depuis quatorze mois, il ne l'est pas pour le lapin.

Les 12 streptocoques (dont 7 hémolytiques, 6 pathogènes, (mortels pour l'homme et 7 virulents pour la souris à la dose de 10,1 jusqu'à 10,3 pendant un temps variable de un à sept mois). étudiés en même temps que notre échantillon R., ne montrent également aucun parallélisme entre la virulence et l'action hémolytique, ni entre la virulence pour les animaux de laboratoire et le pouvoir pathogène pour l'homme. Nos 12 streptocoques sont étudiées, au point de vue de leur action hémolytique et de leur virulence, ainsi que leurs caractères biochimiques (l'action sur le lait, gélatine et sucre).

Conclusion. — Les streptocoques, que nous avons étudiés, montrent deux catégories de germes virulents et avirulents pour la souris. Entre la virulence et les propriétés biochimiques de streptocoques, il n'existe aucun parallélisme. Un streptocoque virulent pour la souris est de toute importance lorsqu'il s'agit d'un germe qui sert à préparer le sérum. Seul le streptocoque très virulent nous a donné un sérum à domaine étendu. La valeur antigène des échantillons virulents peut différer en quantité et en qualité.

(**C. R. Soc. de Biologie,** t. LXXXIII, p. 253, séance du 6 Mars 1920)

---

(1) **Centralbl. f. Bakt.,** t. LXXXII, 1918, p. 264-269.
(2) **Ann. Inst. Pasteur,** 1913, p. 1011.
(3) Milieu de M. Tissier et de Trévise, **C. R. Soc. Biol.,** 7 février 1920.
(4) Nous devons ce tirage à l'obligeance de M. Tissier, Voir H. Tissier et A. de Coulon, **C. R. Soc. Biol.,** 7 fév. 1920.

CONTRIBUTION A L'ÉTUDE DU TRAITEMENT

DES INFECTIONS PUERPÉRALES STREPTOCOCCIQUES

PAR

UN SÉRUM ANTISTREPTOCOCCIQUE

PRÉPARÉ SUIVANT UNE MÉTHODE NOUVELLE (1)

(Travail du laboratoire de M. le professeur Borrel, Institut Pasteur, et de la clinique obstétricale Baudelocque, service de M. le professeur Couvelaire).

Depuis le mois d'Avril 1920 M. le professeur Couvelaire a bien voulu pratiquer dans son service les injections de notre sérum antistreptococcique préparé par le procédé publié le 27 Juin 1919 à la Société de Biologie (vaccination des chevaux avec une seule dose forte d'une culture vivante de streptocoque humain virulent d'emblée pour la souris). (2)

Nous apportons aujourd'hui les résultats des faits cliniques ainsi que ceux de nos recherches bactériologiques chez les accouchées.

Il nous a semblé de toute importance, à M. Couvelaire et à moi, de pouvoir porter le diagnostic bactériologique *avant* qu'apparaisse chez la nouvelle accouchée un traitement rationnel sans laisser le temps aux microbes de diffuser et de pénétrer dans l'organisme.

---

1. Nous exprimons ici tous nos remerciements à M. le professeur Couvelaire pour l'intérêt qu'il a bien voulu porter à nos recherches, ainsi que pour les précieux conseils prodigués pendant toute la durée de ce travail.

2. S. Vinaver et V. Frasey. Recherches expérimentales sur l'immunité antistreptococcique, **C. R. Soc. Biologie**, t. LXXXII, 7 Juin 1919, p. 606.

Seul l'examen bactériologique des lochies, fait d'une façon aussi précoce que possible, peut, par la présence ou absence de streptocoques, donner un avertissement, un moyen de pronostiquer l'infection possible ou probable.

Pour faire les prélèvements des sécrétions utérines, nous nous sommes servis des spéculums et des tampons de coton hydrophile montés sur des fils de fer, les premiers stérilisés à l'étuve, les seconds au four Pasteur. Le tampon de coton est introduit très doucement dans le col et retiré aussitôt après pour être trempé dans un tube de bouillon simple. Le tube est porté à l'étuve à 37° et examiné 24 heures après l'ensemencement. La recherche du streptocoque, à l'état de pureté ou non, dans ce permier tube de bouillon est complétée ensuite par son isolement sur le milieu solide (gélose) identification et définition de tous ses caractères biochimiques. (1)

Nous avons ainsi examiné les sécrétions utérines chez 625 accouchées. Les prélèvements ont été faits dans les vingt-quatre trente-six ou quarante-huit heures qui suivaient l'accouchement,

Sur ces 625 femmes examinées, 240 (38 p. 100) ont montré au niveau de leur col du *streptocoque*. Très souvent la présence du streptocoque dans les lochies prélevés dans le col ne s'accompagnaient d'aucune élévation de la température, quelquefois il causait une petite élévation thermique (38°-38° 6) passagère, sans accidents, et dans 40 cas il y avait infection (à forme localisée ou généralisée).

Chez les 385 femmes dont les lochies se sont montrées *négatives* en *streptococques* nous n'avons jamais noté un cas de fièvre.

Les 40 femmes *positives* en *streptocoques* faisant de la fièvre et chez lesquelles nous avions eu recours aux injections sous-cutanées ou intraveineuses de notre sérum se laissent répartir de la façon suivante (2) :

Vingt cas où nous avons institué le traitement, lorsque la température (trois, quatre jours après l'accouchement) était aux environs de 39° et que l'examen bactériologique des lochies montrait du streptocoque, toute cause d'infection extra-génitale ayant été écartée.

Seize cas où la température atteignait 40° et plus avec plusieurs frissons, lochies fétides positives en streptocoques, **utérus douloureux**.

---

1. Le triage et identificatoin de nos streptocoques ont été faits en collaboration avec Mme de Trevise du Laboratoire de M. Tissier que nous sommes heureux de remercier à cette occasion de son précieux concours.
2. Nos observations **détaillées** feront l'objet d'un travail ultérieur.

Quatre cas de septicémie par voie sanguine (hémoculture donnant un seul germe : streptocoque).

Dans les deux premières séries nous avons pratiqué les injections sous-cutanées de notre sérum (une injection de 60 centimètres cubes par jour pendant trois jours).

Chez 36 femmes ainsi traitées la chute de température s'est faite rapidement en trois, quatre jours, le streptocoque disparaissait des lochies et l'état de la malade redevenait parfaitement normal.

Dans les 4 cas où le streptocoque avait déjà franchi la barrière utérine nous notons 3 morts.

Dans l'un des cas il s'agissait d'une femme ramenée de la ville dont le contrôle bactériologique et le traitement (injection sous-cutanée) ont été institués tardivement (douzième jour).

Pour les 3 autres cas : l'un ne fut traité que par les injections sous-cutanées, il fut suivi de mort ; les deux autres furent traités par des injections sous-cutanées et intraveineuses (1) de notre sérum (20 centimètres cubes dilués dans 180 centimètres cubes d'eau physiologique à 37°, procédé du D' Cruveilher. *Ann. Inst. Pasteur*, juillet 1919, t. XXXIII, p. 448). L'une des femmes a guéri, l'autre est morte.

En résumé, de nos recherches faites jusqu'aujourd'hui on peut dégager trois faits principaux :

1° Sur 625 accouchées, 240, donc plus d'un tiers, montrent du *streptocoque* dans les lochies. Le streptocoque peut exister sur le col de l'utérus en dehors de toute fièvre ou accidents, mais si la température monte et que l'infection puerpérale s'installe, c'était toujours chez des femmes ayant du streptocoque dans leurs lochies.

2° Les 36 femmes porteuses de streptocoque et ayant fait de la fièvre puerpérale ont été traitées par notre sérum antistreptococcique, sans aucun traitement local. Chaque fois lorsque guidés par le *contrôle bactériologique* fait avant tout signe d'infection nous intervenions dès les premiers accidents caractérisés de

---

1. M. Cleisz, chef de clinique, M. Champeau, adjoint au laboratoire, et M. Guillemet, moniteur, nous ont prêté un concours dont nous leur sommes très reconnaissant.

la fièvre puerpérale, l'action du sérum amena rapidement la défervescence thermique, la sédation des symptômes infectieux, la disparition du streptocoque et puis la guérison.

Pour ces femmes le traitement sérothérapique rationnel, basé sur des données bactériologiques précises semble avoir empêché l'infection de diffuser et de dépasser la sphère génitale.

3° Sur 2 cas de septicémie à streptocoque (hémoculture positive) traités par les injections *intraveineuses* de sérum anti-streptococcique nous avons observé une guérison et une mort.

(Bulletin de la Société d'Obstétrique et de Gynécologie, séance du 14 Février 1921, Paris.)

CONTRIBUTION A L'ÉTUDE DU TRAITEMENT
DES INFECTIONS PUERPÉRALES STREPTOCOCCIQUES
PAR
UN SÉRUM ANTISTREPTOCOCCIQUE
PRÉPARÉ SUIVANT UNE MÉTHODE NOUVELLE (1)

Depuis le mois d'avril 1920, M. le professeur Couvelaire a bien voulu pratiquer dans son service les injections de notre sérum antistreptococcique préparé par le procédé publié le 7 juin 1919 à la Société de Biologie (2) (vaccination des chevaux avec une seule dose forte d'une culture vivante de streptocoque humain virulent d'emblée pour la souris).

Nous apportons aujourd'hui les résultats des faits cliniques ainsi que ceux de nos recherches bactériologiques chez les accouchées.

Il nous a semblé de toute importance de pouvoir porter le diagnostic bactériologique avant qu'apparaisse l'infection et instituer lors de la première élévation de la température chez la nouvelle accouchée un tratement rationnel sans laisser le temps aux microbes de diffuser et de pénétrer dans l'organisme.

Seul l'examen bactériologique des lochies fait d'une façon aussi précoce que possible peut, par la présence ou absence de streptocoques, donner un avertissement, un moyen de pronostiquer l'infection possible ou probable.

Pour faire les prélèvements des sécrétions utérines, nous nous sommes servi de spéculums et de tampons de coton hydrophile montés sur des fils de fer, les premiers stérilisés à l'étuve, les seconds au four Pasteur. Le tampon de coton est introduit très doucement dans le col et retiré aussitôt après pour être trempé dans un tube de bouillon sim-

---

(1) Travail du laboratoire de M. le prof. Borrel, Institut Pasteur, et de la Clinique obstétricale Baudelocque, service de M. le prof. Couvelaire.

(2) S. VINAVER et V. FRASEY. — Recherches expérimentales sur l'immunité antistreptococcique, C.-R. Soc. Biologie, t. LXXXII, 7 Juin 1919, p. 606.

ple. Le tube est porté à l'étuve à 37° et examiné vingt-quatre heures après l'ensemencement. La recherche du streptocoque, à l'état de pureté ou non, dans ce premier tube de bouillon est complétée ensuite par son isolement sur le milieu solide (gélose) identification et définition de tous ses caractères biochimiques (3).

Nous avons ainsi examiné les sécrétions utérines chez 625 accouchées. Les prélèvements ont été faits dans les 24, 36 ou 48 heures qui suivaient l'accouchemnt.

Sur ces 625 femmes examinées, 240 (38 0/0) ont montré au niveau de leur col du *streptocoque*. Très souvent, la **présence du** streptocoque dans les lochies prélevés dans le col ne s'accompagnait d'aucune élévation de la température, quelquefois il causait une petite élévation thermique (38°, 38°6) passagère, sans accidents, et dans 40 cas il y avait infection (à forme localisées ou généralisée).

Chez les 385 femmes dont les lochies se sont montrées *négatives* en *streptocoques* nous n'avons jamais noté un cas de fièvre puerpérale.

Les 40 femmes, *positives en streptocoques*, faisant de la fièvre, et chez lesquelles nous avions eu recours aux injections sous-cutanées ou intraveineuses de notre sérum se laissent répartir de la façon suivante (4).

20 cas où nous avons institué le traitement lorsque la température (3-4 jours après l'accouchement) était aux environs de 39° et que l'examen bactériologique des lochies montrait du streptocoque.

16 cas où la température dépassait 39°, atteingnait 40° et plus (plusieurs frissons, lochies fétides positives en streptocoques, utérus douloureux).

4 cas de septicémie par voie sanguine (hémoculture donnant un seul germe : streptocoque).

Dans les deux premières séries nous avons pratiqué les injections sous-cutanées de notre sérum (une injection de 60 cmc. par jour pendant trois jours).

Chez les 36 femmes ainsi traitées, la chute de la température s'est faite rapidement (en 3-4 jours), le streptocoque disparaissait des lochies et l'état de la malade redevenait parfaitement normal.

---

(3) Le triage et l'identification de nos streptocoques ont été faits en collaboration avec Mme de Trévise, du laboratoire de M. Tissier.
(4) Nos observations détaillées feront l'objet d'un travail ultérieur.

Dans les 4 cas où le streptocoque a déjà franchi la barrière utérine, nous notons 3 morts.

Dans l'un des cas, il s'agissait d'une femme ramenée de la ville, dont le contrôle bactériologique et le traitement (injection sous-cutanée) ont été institués tardivement (12ᵉ jour).

Pour les trois autres cas, l'un ne fut traité que par les injections sous-cutanées et fut suivi de mort ; les 2 autres furent traités par des injections sous-cutanées et intraveineuses de notre sérum (20 cmc. de sérum dilué dans 180 cmc. d'eau physiologique à 37°, procédé du Dʳ Cruveilhier, *Ann. Inst. Past. Juillet 1919, t. XXXIII, p.* 448).

L'une des femmes à guéri, l'autre est morte.

En résumé, de nos recherches faites jusqu'aujourd'hui, on peut dégager 3 faits principaux :

1° Sur 625 accouchées, 240, donc plus le 1/3 montrent du streptocoque dans les lochies. Le streptocoque peut exister sur le col de l'utérus en dehors de toute fièvre ou accidents, mais si la température monte et que l'infection puerpérale s'installe, c'était toujours chez des femmes ayant du streptocoque dans les lochies.

2° Les 36 femmes porteuses de streptocoques et ayant fait de la fièvre puerpérale à des degrés différents ont été traitées par notre sérum antistreptococcique, sans aucun traitement local.

Chaque fois, lorsque guidés par le contrôle bactériologique fait avant tout signe d'infection, nous intervenions dès les premiers accidents caractérisés de la fièvre puerpérale, l'action du sérum amena rapidement la défervescence thermique, la sédation des symptômes infectieux, la disparition du streptocoque et puis la guérison. Sur les 36 femmes ainsi traitées, nous avons eu 36 guérisons.

3° Sur les 4 cas de septicémie à streptocoques (hémoculture positive) les cas de mort que nous avons enregistrés étaient de ceux où le barrage sérique n'a pu être institué à temps.

4° Un traitement serothérapique rationnel, basé sur des données bactériologiques précises, semble pouvoir empêcher l'infection de diffuser et de dépasser la sphère génitale.

(*Progrès Médical*, 16 *Juillet* 1921, *p.* 341)

INFECTION PUERPÉRALE

ET LE SÉRUM ANTISTREPTOCOCCIQUE PRÉPARÉ

D'APRÈS UNE MÉTHODE NOUVELLE

(Travail du laboratoire de M. le professeur Borrel, Institut Pasteur, et de la Clinique obstétricale Baudelocque, service de M. le prof. Couvelanire).

(Annales de l'Institut Pasteur, t. XXXV, décembre 1921).

La nature microbienne de l'infection puérpérale a été mise en cause déjà en 1862. On recherche le germe d'abord uniquement dans les lochies (Mayerhofer 1863-1865), Rokitansky (1864), Haussmann (1870) sans pouvoir le définir. En 1869, Coze et Feltz (deux Français) trouvent chez les femmes infectées *dans le sang* des microbes en chaînettes sans pouvoir les cultiver.

C'est en 1879, avec les travaux de Pasteur, que la doctrine microbienne de l'infection puerpérale se trouve solidement assise. Pasteur fut le premier à isoler, à cultiver ce microbe, à en donner les caractères et à montrer le rôle principal joué par lui dans les accidents infectieux d'origine puerpérale.

Les travaux de Pasteur ouvrirent une ère nouvelle dans l'histoire de l'infection puerpérale et devaient être le point de départ des recherches qui suivirent. On discuta beaucoup la pluralité des germes dans l'infeciton puerpérale, attribuant à chaque espèce la faculté de déterminer une forme spéciale de la maladie (Doléris 1880). Les recherches ultérieures n'ont pas confirmé cette classification de Doléris (Chauveau 1882, Arloing 1884), démontrant, au contraire, que la forme avec la suppuration localisée autour de l'utérus, ainsi que la forme pyohémique, forme pseudo-membraneuse de fièvre puerpérale, forme septicémique pure, sans suppuration, la phlegmatia alba dolens, toutes sont dues à un même germe : le streptocoque pyogène (Widal 1889).

A la discussion sur unité et pluralité étiologique de l'infection puerpérale fait suite l'étude sur l'origine même de l'infection. Les débats s'ouvrent sur l'infection d'origine hétérogène ou endogène.

Depuis 1887, deux opinions s'établissent. D'après certains auteurs, les sécrétions utérines normales des femmes enceintes ne contiennent pas de germes pathogènes habituels de l'infection puerpérale (Krönig, Menge, Williams, Bergholm, Natvig). Les germes qui s'y trouvent ne sont que des saprophytes (hétéroinfections) (Gonner) qui d'ailleurs sont capables d'acquérir, dans les sécrétions devenues pathologiques ou dans les résidus mortifiés, une action virulante rapide (Doléris, Fabre). Pour d'autres, les micro-organismes contenus dans le canal génital de la femme saine sont des pathogènes et l'auto-infection est possible (Kaltenbach 1889), Steffeck (1891), Fabre et Bourret (1910), Schweitzer (1913), Perman (1917), Rustra (1920).

Pour certains autres encore, l'infection peut être polymicrobienne aéro-anaérobie (Jeannin, Doederlein, Burkhardt, Schiavoni, etc.) et pour d'autres due toujours à un seul germe : le streptocoque.

Tous, depuis la découverte de Pasteur, sont unanimes à dire que le streptocoque, associé ou non à d'autres microbes pathogènes, est le germe le plus redoutable que l'accoucheur ait à combattre. Les recherches bactériologiques sur la nature même de ce streptocoque se multiplient alors.

On étudie la relation entre la virulence du streptocoque et son pouvoir hémolytique, tant au point de vue du pronostic, de la thérapeutique, que de la prophylaxie de la fièvre puerpérale. On essaye d'établir le pronostic ainsi qu'un traitement rationnel en se basant sur le pouvoir hémolytique et le degré de virulence du streptocoque (E. Sachs, Schottlander, Fromme et Heynemann, Sigvart, Metzger, Winter, Fabre, Gonnet).

Mais les faits ont démontré que l'incapacité d'hémolyse n'entraine pas la non-virulence. L'étude de l'hémolyse échoue au point de vue du diagnostic et du pronostic de la fièvre puerpérale (Labusquière). La présence de streptocoque dans le sang assombrit le pronostic, qu'il s'agisse d'ailleurs de streptocoque hémolytique ou non hémolytique (Bassard, Gonnet).

Fabre, dans son Traité, *Précis d'Obstétrique* (1910), préconise l'examen bactériologique des lochies dans le but de déterminer si une infection puerpérale donnée est due ou non à la présence du streptocoque dans la cavité utérine, et en vue de réaliser l'isolement des porteuses de streptocoques avant même que les symptômes cliniques aient permis le diagnostic.

Zangemeister (1910) conseille, dans la lutte contre les infections puerpérales, des prélèvements de sécrétions, cultures, examens, méthode identique à celle que l'on a instituée pour la lutte contre la diphtérie.

D'autres, enfin, cherchent encore le germe dans le sang, pour porter, à une époque déjà avancée de l'infection, le pronostic de la fièvre puerpérale (Lenhartz 1903, Warnekros 1912, Potocki 1918). Mais le streptocoque, au cours d'une infection, peut manquer dans le sang (Widal, Lemierre, Guéniot) ou s'y montrer d'une façon intermittente (Basset, Ettlinger).

D'autre part, une étude récente de Potocki (1918-1919) indique qu'au dessus de 38° le sang des infectées puerpérales est envahi dans la proportion du tiers ou de la moitié des cas.

Toutes ces données se montrant Imprécises au point de vue des indications rationnelles dans le traitement des infections puerpérales, la « bactériologie puerpérale » fut jugée insuffisante dans la lutte thérapeutique et prophylactique de la fièvre puerpérale. On revient alors au seul terrain familier, le terrain clinique, se proposant d'étudier les moyens de combattre l'infection dès ses premiers symptômes.

Jusqu'à 1892, trois armes existaient pour combattre l'infection puerpérale : injection intra-utérine (connue depuis le XVIII siècle et vulgarisée par Pinard 1895, Tarnier 1894), irrigation continue (Pinard et Tarnier) et curretage (Doleris, Pozzi, Champetier de Ribes, Pinard et Wallich).

Les inconvénients, que l'un et l'autre procédé présentaient, étaient discutés par de très nombreux auteurs (deux écoles se trouvent encore aujourd'hui en présence, les interventionnistes et ceux qui s'opposent à tout traitement local dans les cas de bactériémies). Ensuite, on s'est attaqué plus directement à l'infection par les abcès de fixation (méthode de Fochier) par les injections antiseptiques (sublimé, thymol) de sérum physiologique à dose massive d'argent colloïdal, de sulfate de cuivre ammoniacal et enfin par la sérothérapie.

Avec l'année 1895, l'infection puerpérale entre dans une nouvelle voie. On est dans une période d'expérimentation où l'on cherche si l'infection puerpérale peut être combattue par l'emploi du sérum spécifique provenant d'animaux vaccinés. Ces derniers sont immunisés contre le streptocoque, agent le plus redoutable, des infections puerpérales pour essayer de préparer un sérum antistreptococcique préventif et curatif.

Les sérums qui ont été employés dans le traitement des infections puerpérales furent celui de MM. Charrin et Roger (1892), sérum de mulet préparé avec un streptocoque de l'érysipèle ; le deuxième était celui de Marmorek (1895), sérum de cheval préparé avec une souche dont la virulence fut exaltée par le passage sur les lapins. (A partir de 1905, le sérum de Marmorek fut remplacé, à l'Institut Pasteur, par le sérum polyvalent de Besredka).

En même temps que le sérum, on pratiqua, simultanément, chez les femmes infectées ou suspectes d'infection, un traitement local antiseptique ou chirurgical. Aucun examen bactériologique (ou exceptionnellement) ne précédant l'emploi du sérum (Laran 1896, Pinard et Wallich 1909).

Les résultats obtenus se sont montrés inconstants et, en 1907, dans le rapport de Turenne, au IIIe Congrès médical latino américain tenue à Montevideo, on pouvait lire cette conclusion : « il n'existe pas à l'heure actuelle de traitement rationnel, direct, pratique de l'infection puerpérale ».

La question du streptocoque, a dit M. Couvelaire le 20 janvier 1921 dans sa leçon sur la « Prophylaxie et le traitement des fièvres puerpérales », — « est toujours encore ouverte, le problème du traitement des infections streptococciques n'a pas encore reçu de solution satisfaisante ».

A l'heure actuelle, on meurt encore d'infection puerpérale. Cette mortalité, si minime qu'elle soit, nous prévient que le dernier mot n'a pas été dit, qu'il serait nécessaire d'avoir en main un moyen rapide pour permettre au praticien un diagnostic bactériologique tel que nous le faisons pour la diphtérie et de pouvoir établir un traitement sérothérapique efficace, précoce et rationnel. Il nous a semblé de toute importance, à M. Couvelaire et à moi, de pouvoir porter *ce diagnostic bactériologique* avant qu'apparaisse l'infection et d'instituer, lors de la première élévation de température (toute cause infectieuse extra-utérine étant éliminée), un traitement sérothérapique rationnel, sans laisser le temps aux microbes de diffuser et de franchir la barrière utérine.

Seul l'examen bactériologique des lochies, fait dans les premières heures qui suivent l'accouchement, peut et doit, par la présence ou absence de streptocoques, donner un avertissement, un moyen de pronostiquer une infection possible ou probable.

*
* *

Dans nos recherches sur l'immunité antistreptococcique (1), nous avons vacciné des chevaux contre le strepotcoque avec une seule injection d'une culture vivante de streptocoque avant la saignée, contrairement à la méthode d'immunisation longue et fractionnée, pratiquée jusqu'à présent. Le streptocoque qui nous sert à préparer le sérum est de provenance humaine (pleurésie post-grippale (1918), souche due à l'obligeance de M. le Dr Cazin (2).

Le sérum est obtenu par des cultures *ne subissant aucun passage par l'animal.*

La méthode d'immunisation à laquelle nous nous sommes arrêtée, après plusieurs recherches, est la suivante : On injecte dans la veine du cheval 80 cent. cubes de culture de vingt-quatre heures de notre streptocoque en bouillon ascite (milieu Legroux, *C. R. Soc. Biol.*, 17 avril 1920), l'animal est saigné quatorze à quinze jours après l'injection. On laisse en repos le cheval dix à quinze jours et on le réinjecte de nouveau et ainsi de suite.

Titré sur la souris de 15 à 20 grammes, notre sérum, ainsi obtenu, la protège à la dose de 0 c. c. 1 (sérum injecté sous la peau) vingt-quatre heures avant l'inoculation de 0 c. c. ⅟ de culture de notre streptocoque (dose 100 fois mortelle).

Les propriétés thérapeutiques, chez l'homme, furent étudiées dans le service de M. le professeur Couvelaire (Clinique obstétricale Baudelocque).

---

(1) S. VINAVER et V. FRASEY, Recherches expérimentales sur l'immunité anitstreptococcique. **C. R. Soc. Biol.,** 7 Juin 1919.

(2) Les caractères biochimiques de ce streptocoque furent étudiés et exposés à la **Société de Biologie**, le 6 Mars 1920 ; S. KRONGOLD-VINAVER, Pouvoir pathogène et virulence des streptocoques.

Nous exprimons ici toute notre reconnaissance à M. le professeur Couvelaire, qui a bien voulu nous donner la possibilité de faire cette étude dans son service et nous le remercions de l'intérêt qu'il n'a cessé de porter à nos recherches ainsi que des précieux conseils prodigués pendant toute la durée de ce travail.

Le 14 février 1921, M. Couvelaire a bien voulu communiquer à la Société de Gynécologie et d'Obstétrique (1) quelques résultats obtenus et nous apportons aujourd'hui nos observations détaillées ainsi que l'ensemble des faits qui se dégagent d'un grand nombre d'examens bactériologiques pratiqués chez les accouchées. Nous avons examiné, à la Clinique Baudelocque, 626 accouchées.

Les prélèvements des sécrétions utérines ont été faits dans les vingt-quatre, trente-six, ou quarante-huit heures qui suivaient l'accouchement.

TECHNIQUE.

Pour faire les prélèvements des sécrétions utérines, nous nous sommes servi de spéculums et de tampons de coton hydrophile montés sur des fils de fer, les premiers stérilisés à l'étuve, les seconds au four Pasteur. Le tampon de coton est introduit très doucement dans le col et retiré aussitôt après pour être trempé dans un tube de bouillon simple. Le tube est porté à l'étuve à 37° et examiné vingt-quatre heures après.

La reherche du streptocoque à l'état de pureé ou non, dans ce premier tube de bouillon, est complétée ensuite par son isolement sur le milieu solide (gélose).

Le triage, l'identification de nos streptocoques et la définition de tous leurs caractères biochimiques ont été faits en collaboration avec Mme de Trévise, du Laboraoire de M. Tissier (2). (Nous sommes heureux de la remercier, à cette occasion, de son précieux concours). Chaque streptocoque isolé fut étudié dans les milieux suivants : bouillon, simple, bouillon au sang humain, bouillon saccharosé, gélose simple, gélose tournesolée, lait, gélatine.

La virulence des germes était éprouvée sur les souris, o c. c. 1 d'une culture de vingt-quatre heures était injectée sous la peau d'une souris de 15 à 20 grammes. Lorsqu'à cette dose, la souche du streptocoque se montrait mortelle pour la souris, on la conservait en bouillon ascite, à la glacière, dans des tubes scellés.

L'activité de nos virus ainsi conservés est vérifiée ensuite par les repiquages et titrages répétés après un laps de temps défini (de trente à quarante jours de séjour à la glacière).

---

(1) S. KRONGOLD-VINAVER, Contribution à l'étude du traitement des infections puerpérales streptococciques par un sérum antistreptococcique préparé suivant une méthode nouvelle. **Bull. de la Soc. de Gyn. et d'Obs.**, n° 2, 1921.

(2) M. Tissier, de l'Institut Pasteur s'intéressait à nos recherches, nous saisissons l'occasion pour l'en remercier ainsi que de ses avis autorisés qu'il a bien voulu nous prodiguer.

Nous remarquerons de suite que sur les 241 streptocoques isolés chez les femmes en couches, et que nous avons eu l'occasion d'étudier, quatre streptocoques seulement se sont montrés virulents pour la souris. De ce nombre, deux furent mortels pour la femme. Aucun parallélisme n'existait entre la virulence du streptocoque et son action hémolytique, ni entre la virulence pour les animaux de laboratoire et le pouvoir pathogène pour l'homme.

Dans les 3 cas mortels, le streptocoque fut hémolytique dans un seul cas. Très souvent la présence du streptocoque (d'ailleurs hémolytique parfois) dans les lochies ne s'accompagnait d'aucune élévation de température, quelquefois il causait une petite élévation thermique (38°) passagère sans autre accident et dans 41 cas (30 str. non hémolytiques, six, dont 3 moyennement hémolytiques et 2 légèrement hémolytiques) il y avait infection à forme localisée ou généralisée.

Chez les 385 femmes dont les lochies se sont montrées *privées de streptocoque*, nous n'avons jamais noté un cas de fièvre.

Guidés par l'examen bactériologique, présence ou absence des streptocoques dans les lochies, fàit dans les premières heures de l'accouchement, nous avions recours aux injections de notre sérum antistreptococcique dès les premiers signes caractérisés d'infection.

Notre sérum antistreptococcique fut employé à titre curatif à *l'exclusion de tout autre traitement local.*

Mode d'emploi du serum

Dans les cas d'infection localisée, nous avons pratiqué les injections sous-cutanées de notre sérum, dans les formes généralisées (septicémie, hémoculture positive en streptocoques) des injections intraveineuses (1).

Les doses employées étaient :

Pour les injections sous-cutanées, 60 cent. cubes par jour pendant trois jours consécutifs.

Pour les injections intraveineuses on dilue 20 cent. cubes du sérum dans 180 cent. cubes d'eau physiologique à 37°. Les 20 premiers centimètres cubes de la dilution seront poussés **très lentement**, le reste plus vite (procédé du Dr Cruveilhier, Ces **Annales,** Juillet 1919). La durée de l'injection est de 30 à 40 minutes.

---

(1) M. Vignes, ancien chef de la Clinique Baudelocque, M. Cleisz, chef de clinique, M. Champeau, adjoint au laboratoire et M. Guillemet, moniteur, nous ont prêté un concours dont nous leur sommes très reconnaissant.

On renouvelle de la même manière l'injection le lendemain diluant 30 cent. cubes du sérum dans 270 cent. cubes d'eau physiologique, le surlendemain on donne 40 cent. cubes du sérum dans 360 cent. cubes d'eau physiologique.

Le sérum est toujours très bien supporté.

En injection sous-cutanée ou intraveineuse, son innocuité est absolue. Les accidents sériques après les injections sous-cutanées sont passagers et bénins (l'urticaire, quelquefois une éruption scarlatiniforme, certaines malades ont présenté en même temps que l'urticaire des douleurs articulaires le plus souvent peu intenses et de courte durée). Ces accidents, dans les cas observés par nous, provoquèrent toujours un choc salutaire suivi d'une chute de température immédiate et d'amélioration définitive.

Les injections intraveineuses de notre sérum sont suivies, d'habitude immédiatement, d'une très forte réaction ; frisson d'un quart d'heure à vingt minutes environ, sueurs profuses. Lorsque l'une ou l'autre manifestation apparaît, le pronostic est favorable. La défervescence se produit alors en vingt-quatre à quarante-huit heures. Le pouls tombe, sa chute précède celle de la température ou coïncide avec elle.

Les accidents sériques, après l'injection du sérum par la voie intraveineuse, sont très rares, nous ne les avons observés qu'une fois.

Sous la peau, ou en injection intraveineuse, notre sérum agit généralement tout d'abord sur la température, le pouls et l'état général.

RÉSULTATS OBTENUS.

Sur les 626 femmes examinées à la Clinique Baudelocque, 241 (38 p. 100) ont montré au niveau de leur col utérin du *streptocoque*. Sur ce nombre, 41 ont fait de l'infection puerpérale à des dégrés différents et ont été traités par notre sérum antistreptococcique.

Ces 41 cas (où nous avons eu 38 guérisons) se laissent répartir de la façon suivante :

20 cas (rupture prématurée des membranes hémorragies pour délivrance artificielle, un cas d'avortement, deux de forceps) où nous avons institué le traitement lorsque la température rectale (trois ou quatre jours après l'accouchement) était aux environs de 39° et la dépassait et que les signes cliniques disaient le début des accidents infectieux. L'examen bactériologique des lochies montrait du streptocoque.

16 cas où la température atteignait 40° et plus ; phénomènes locaux : utérus douloureux, lochies fétides ou non, contenant des streptocoques, symptômes généraux : plusieurs frissons, pouls rapide, facies pâle, anxieux, état général grave.

5 cas de septicémie sanguine (hémoculture donnant un seul germe : streptocoque).

Dans les deux premières séries, nous avons pratiqué les injections sous-cutanées de notre sérum (60 cent. cubes pendant trois jours) et sur 36 femmes ainsi traitées nous avons eu 36 guérisons ; la défervescence de la tempérture s'est faite rapidement (en trois-quatre jours), le streptocoque disparaissait des lochies et l'état de la malade redevenait parfaitement normal.

Dans les 5 cas où le steptocoque avait déjà franchi la barrière utérine, nous notons trois morts.

Dans l'un des cas, il s'agissait d'une femme ramenée de la ville, dont le contrôle bactériologique et le traitement (injection sous-cutanée) ont été institués tardivement (douze jours après l'accouchement), l'injection intraveineuse du sérum n'a été faite que le vingt-troisième jour de la maladie. Dans le deuxième, suivi tout au début de nos recherches, nous n'avons pu pratiquer ni l'hémoculture, ni l'injection intraveineuse de notre sérum. Le traitement sous-cutané fut insuffisant.

Le troisième cas fut traité par les injections sous-cutanées et intraveineuses du sérum, la dernière hémoculture (quatrième depuis le début de la maladie), faite chez cette femme le vingt-sixième jour de la maladie, est restée négative ; néanmoins, l'état général de la malade demeurait moyen. Rentrée chez elle, sur sa demande (six jours après son hémoculture négative), elle meurt dix jours après. Dans les deux cas de septicémie sanguine une malade a reçu une seule injection intraveineuse de sérum (20 cent. cubes dans 180 cent. cubes d'eau physiologique), l'autre, trois injections successives (20, 30 et 40 cent. cubes de sérum dilué au 1/9 dans de l'eau physiologique), les deux ont guéri.

Nous reproduisons ci-dessous nos observations prises dans le service de M. le professeur Couvelaire, ainsi que deux autres de septicémie puerpérale, traitées et guéries par notre sérum et qui nous ont été communiquées obligeamment par M. le Dr Rivière (de Bordeaux) et M. le Dr Robert Dupont (de Paris). Nous mentionnerons encore brièvement que notre sérum antistreptococcique a été utilisé, avec résultat favorable, dans d'autres affections que la fièvre puerpérale, notamment : dans les cas d'érysipèle de la face, d'érysipèle du nouveau-né, de septicémie avec dermite érysipélateuse, d'ostéomyélite à streptocoque etc...

En résumé :

Sur 626 accouchées, 241, donc plus d'un tiers, ont montré du streptocoque dans les lochies. Le streptocoque peut exister sur le col de l'utérus en dehors de toute fièvre ou accidents, mais si la température monte et que l'infection puerpérale s'installe, c'est toujours chez la femme qui a du streptocoque (hémolytique ou non hémolytique) dans ses lochies.

Le diagnostic bactériologique se montre de toute importance pour pouvoir dépister le début des accidents infectieux et instituer un traitement sérothérapique rationnel et précoce.

Les 36 femmes porteuses de streptocoques et ayant fait de la fièvre puerpérale à des degrés différents ont été traitées, dès le début de l'infection, par notre sérum antistreptococcique (en injection sous-cutanée) *sans aucun traitement local.*

Sur les 36 femmes ainsi traitées, nous avons eu 36 guérisons.

Chaque fois, lorsque, guidés par le contrôle bactériologique, fait avant tout signe d'infection, nous intervenions dès les premiers accidents caractérisés de la fièvre puerpérale, l'action du sérum amena rapidement la défervescence thermique, la sédation des symptômes infectieux, la disparition des streptocoques et la guérison.

Dans ces cas, le barrage sérique basé sur des données bactériologiques précises a empêché l'infection de diffuser et de dépasser la sphère génitale. L'action du sérum semble ici indubitable.

Sur les sept cas de septicémie à streptocoque (hémocultures positives) cinq ont été traités par les injections intraveineuses de sérum, nous avons noté quatre guérisons et une mort. Dans les deux autres cas septicémiques, l'hémoculture n'a pas été faite. L'une des femmes a été traitée très tardivement (le vingt-troisième jour du début de l'infection) ; l'autre n'a reçu que des injections sous-cutanées du sérum. Les deux sont mortes.

Les 385 femmes, dont les lochies *ne contenaient pas de streptocoques,* n'ont pas présenté de fièvre.

Le streptocoque que nous avons si fréquemment observé chez les accouchées (dans plus d'un tiers des cas étudiés) peut susciter des réflexions d'ordre différent. D'où vient ce streptocoque ? du dehors ? ou bien existe-t-il des « porteuses de germes streptococciques » tout comme il existe des porteurs de bacilles diphtériques ?

Pourquoi le streptocoque, greffé, après l'accouchement, sur le col de l'utérus, ne produit-il aucun accident chez telle femme alors que chez telle autre il provoque de l'infection puerpérale ? Est-ce la symbiose avec tels ou tels microbes qui rend ce streptocoque pathogène ? Est-ce, enfin, le terrain individuel prédisposé ou non à l'infection par une maladie antérieure (grippe, scarlatine, diphtérie, endométrite, etc...) ? Autant de questions que nous voyons se dégager de nos recherches et qui, un jour, précisées, permettront peut-être d'arracher, à cette maladie évitable qu'est l'infection puerpérale — ses derniers secrets.

OBSERVATIONS

A. — PREMIÈRE SÉRIE DE VINGT OBSERVATIONS

OBSERVATION 1 (Baudelocque 2028 de 1920). — Primipare, quarante et un ans. Rupture prématurée des membranes. Forceps. Ascension thermique progressive jusqu'à 39°5 le cinquième jour. Trois injections de notre sérum de 60 cent. cubes chaque injection pendant trois jours ; quarante-huit heures après la température est à 37°9, défervescence progressive. Guérison.

OBSERVATION II (Baudelocque 1028 de 1920). — Primipare, vingt-trois ans. Hémorragie. Délivrance artificielle du placenta. Ascension thermique progressive jusqu'à 39°2 le troisième jour. Trois injections du sérum de 60 cent. cubes chaque injection. Chute de température à 38°2, défervescence progressive ensuite. Guérison.

OBSERVATION III (Baudelocque 648 de 1920). — Primipare, vingt-six ans (Grippe à vingt-cinq ans). Le quatrième jour, la température monte à 39°2. Une injection du sérum de 60 cent. cubes. Le septième jour, la température est à 37°4. Guérison.

OBSERVATION IV (Baudelocque 734 de 1920). — Primipare, vingt-deux ans. Avortement. Endométrite. Ascension thermique progressive jusqu'à 39°2 le quatrième jour. Trois injections de notre sérum de 60 cent. cubes pendant trois jours successifs. La température oscille et se maintient toujours au-dessus de 38°. Quarante-huit heures après la dernière injection du sérum, forte réaction sérique. Trois jours après, chute progressive de température. Guérison.

OBSERVATION V (Baudeloque 701 de 1920). — Primipare, vingt ans. Escares vulvaires. Le premier jour, température 39°1, le quatrième jour 39°5. Quatre injections du sérum de 60 cent. cubes pendant quatre jours. La dernière injection est suivie d'une violente réaction sérique. Trois jours après, chute progressive de température. Guérison.

OBSERVATION VI (Baudeloque 677 de 1920). — Primipare, trente-cinq ans. Rupture prématurée des membranes. Forceps. Délivrance artificielle pour hémorragie. Ascension thermique progressive jusqu'à 39°2 le cinquième jour. Quatre injections du sérum de 60 cent. cubes pendant quatre jours. Réaction sérique violente. Chute progressive de température. Guérison.

OBSERVATION VII (Baudeloque juin 1920). — Femme accouchée chez elle. Thrombus vaginal. Évacuation de caillots. Le cinquième jour, la température est à 39°6, le huitième jour à 39°. Quatre injections du sérum de 60 cent. cubes pendant quatre jours. Chute de température en lysis. Guérison.

OBSERVATION VIII (Baudeloque 1048 de 1920). — Primipare, dix-neuf ans. Endométrite. Ascension thermique progressive jusqu'à 39°9 le sixième jour. Une injection de sérum de 60 cent. cubes. Le huitième jour, la température est à 37°5. Guérison.

OBSERVATION IX (Baudeloque 724 de 1920). — Primipare, vingt et un ans. Rupture prématurée des membranes. Accouchement prématuré au cours du septième mois, fœtus mort. Le sixième jour, ascension thermique à 38°4, frisson. Une injection du sérum de 60 cent. cubes, quarante-huit heures après la température tombe à la normale. Guérison.

OBSERVATION X (Baudeloque 1118 de 1920). — Primipare, vingt et un ans (Grippe en 1913). Rupture prématurée des membranes. Ascension thermique progressive jusqu'à 39°3 le cinquième jour. Quatre injections du sérum de 60 cent. cubes pendant quatre jours. Le dixième jour, la température est à 38°. Défervescence progressive. Guérison.

OBSERVATION XI (Baudeloque 2040 de 1920). — Primipare, trente-huit ans. Rupture prématurée des membranes. Ascension thermique progressive jusqu'à 39°4 le troisième jour. Une injection du sérum de 60 cent. cubes. Chute de température à la normale. Guérison.

OBSERVATION XII (Baudeloque 704 de 1920). — III-pare, trente-quatre ans (Grippe il y a un an). Le septième jour, ascension thermique à 39°4. Une injection du sérum de 60 cent. cubes. Le neuvième jour, la température est à 37°4. Guérison.

OBSERVATION XIII (Baudeloque 835 de 1920). — Primipare, vingt ans. Rupture prématurée des membranes. Le troisième jour, la température monte à 39°4. Deux injections du sérum de 60 cent. cubes pendant deux jours. Chute de température en lysis. Le huitième jour, forte réaction sérique avec ascension thermique. Elle dure trois jours et la température revient à la normale. Guérison.

OBSERVATION XIV (Baudeloque 1920 de 1920). — Primipare, vingt-cinq ans. Membranes déchirées incomplètes. Le deuxième jour, ascension thermique brusque à 39°3, le jour suivant à 39°8. La température se maintient au-dessus de 38° pendant six jours, le septième jour, elle est à 38°6. Une injection du sérum de 60 cent. cubes. Chute de température en lysis. Guérison.

OBSERVATION XV (Baudeloque 1045 de 1920). — Primipare, vingt ans (Grippe il y a un an). Membranes déchirées incomplètes. Ascension thermique progressive jusqu'à 38°7 le sixième jour. Une injection du sérum de 60 cent. cubes. Le dixième jour, une nouvelle ascension thermique progressive, jusqu'à 40° le dix-huitième jour. Deux injections du sérum de 60 cent. cubes pendant deux jours. Défervescence progressive. Guérison.

OBSERVATION XVI (Baudeloque 696 de 1920). — II-pare, vingt-deux ans. Ascension thermique progressive jusqu'à 38°8 le quatrième jour. Une injection du sérum de 60 cent. cubes. Défervescence progressive. Guérison.

OBSERVATION XVII (Baudeloque 792 de 1920). — Primipare, vingt-cinq ans. La température monte progressivement jusqu'à 39° le sixième jour. Deux injections du sérum de 60 cent. cubes pendant deux jours. En 24 heures, la température redevient normale. Guérison.

OBSERVATION XVIII (Baudeloque 815 de 1920). — (Grippe en 1918). Rupture prématurée des membranes. Ascension thermique progressive jusqu'à 39°5 le sixième jour. Deux injections du sérum de 60 cent. cubes pendant deux jours. Le huitième jour, la température tombe à 38°4, défervescence progressive. Guérison.

OBSERVATION XIX (Baudeloque 2082 de 1920). — Lucie B..., primipare, vingt et un ans. Accouchement spontané à terme le 2 décembre.

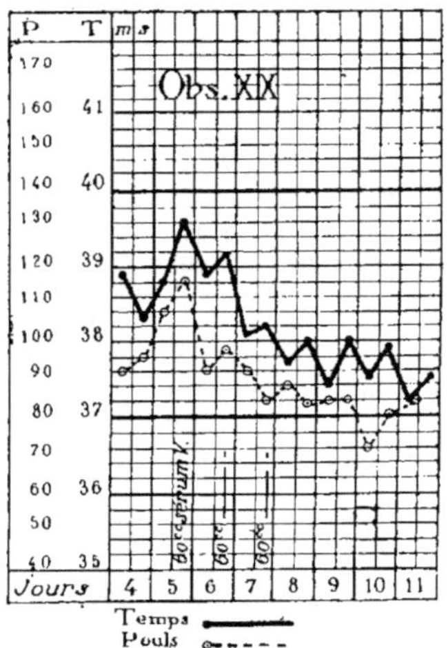

COURBE 1.

Rupture des membranes spontanée, intempestive, liquide amniotique verdâtre, déchirure de la fourchette.

L'enfant mort-né, femme syphilitique. Le lendemain de l'accouchement, les lochies examinées montrent du **streptocoque** (culture pure), la température est à 38°8 (pouls 110).

Pendant quatre jours, la température oscille au-dessus de 38°, le cinquième jour après l'accouchement, elle monte à 39°6 (pouls 116).

Trois injections de notre sérum antistreptococcique V sont faites à ce moment, de 60 cent. cubes chaque.

La température descend progressivement, suivie de la chute du pouls.

Le 13 décembre, le quatrième jour après la dernière injection du sérum, la température est à 37°5 (pouls 80).

Pas d'accidents sériques.

Sortie le 14 décembre (Courbe 1).

OBSERVATION XX (Baudeloque 814 de 1920). — Éloïse G..., trente-six ans. Troisième gestation.

Le premier et le deuxième accouchement sont spontanés à terme, enfants vivants, bien portants.

Grippe au cours du troisième mois de la gestation actuelle.

Rupture prématurée des membranes. Accouchement spontané au cours du huitième mois, le 10 mai.

Endométrie hémorragique.

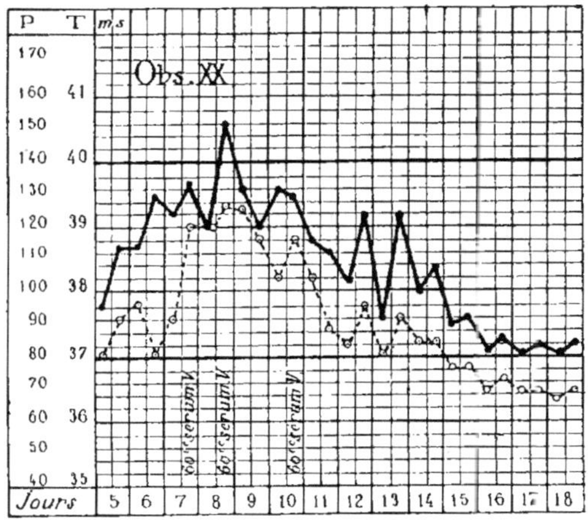

COURBE 2.

Fœtus, poids 2.000 gr. Mort presque aussitôt après l'expulsion.

Le placenta reste non décollé, délivrance naturelle se fait tardivement, précédée d'une hémorragie (pouls 110 ; après la délivrance, de suite 80).

Les lochies examinées le lendemain de l'accouchement montrent de nombreux **streptocoques** ; la température est à 37°4.

Les jours suivants, la température monte progressivement et, le sixième jour après l'accouchement, elle est à 39°5, le jour suivant à 39°7 (pouls 120).

Lochies fétides. Utérus mou que l'on ne peut dé imiter à la palpation. A ce moment, on pratique une première injection de notre sérum antistreptococcique V (60 cent. cubes).

Le lendemain, la température est encore à 40°6 (pouls 125). Deuxième injection du sérum est pratiquée, 60 cent. cubes. Le lendemain, chute de température à 39° (pouls 108).

On fait une troisième injection du sérum de 60 cent. cubes, chute du pouls à 80, température 38°6. Deux fois encore, elle oscille à 39° et descend progressivement ensuite.

Pas d'accidents sériques. Sortie le 3 juin (Courbe 2).

B. —DEUXIÈME SÉRIE DE SEIZE OBSERVATIONS

OBSERVATION XXI (Baudeloque 1100 de 1920). — Marthe M..., trente-deux ans. II-pare. Première gestation, crise d'éclampsie au cours du travail.

Le 1er juillet, accouchement spontané. Le jour de l'accouchement, la température est à 38° (pouls 100).

L'examen bactériologique des lochies fait le lendemain de l'accouchement montre du **streptocoque** (en culutre pure).

Le troisième jour, après l'accouchement, la température monte à 40°2, le jour suivant à 40°5. Utérus dur, douloureux. Deux injections de notre sérum antistreptococcique V sont faites de 60 cent. cubes chaque.

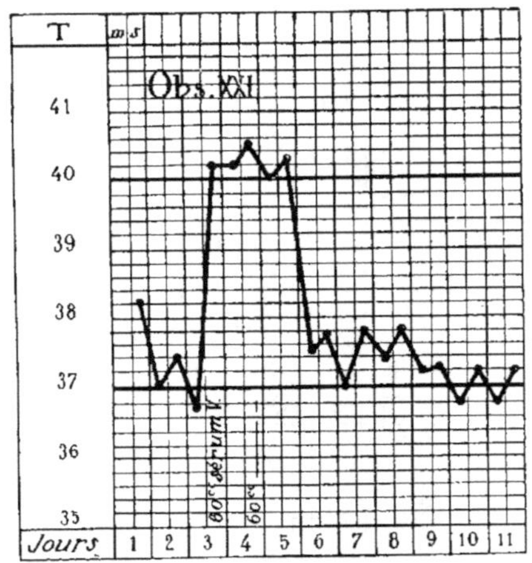

COURBE 3.

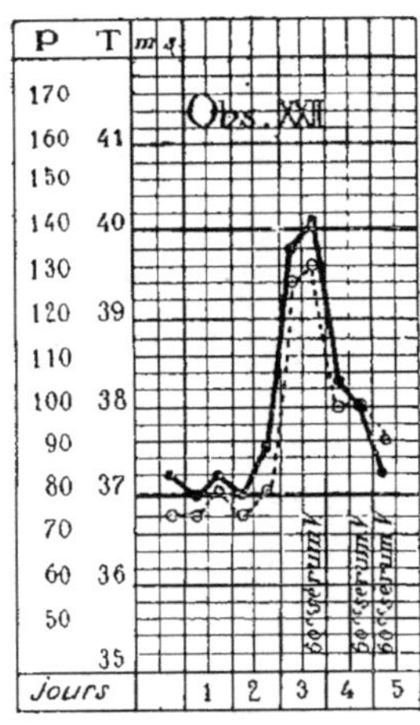

COURBE 4.

En quarante-huit heures, chute de température à 37°4 le matin, 37°8 le soir, le pouls suit la température qui se maintient depuis à la normale.

Pas d'accidents sériques.

Sortie le 3 août (Courbe 3).

OBSERVATION XXII (Baudeloque 1121 de 1920). — Colette S..., vingt ans. Primipare. Accouchement spontané à terme (le 5 juillet). L'examen bactériologique des lochies montre du **streptocoque**.

Trois jours après l'accouchement, la température monte à 39°8 le matin (pouls 128) et à 41°1 le soir (pouls 130).

On fait à ce moment l'injection de notre sérum antistreptococcique V de 60 cent. cubes, suivie de deux autres, même dose pendant les jours successifs. Après la première injection du sérum, chute de température à 38°3 (pouls 100), le jour suivant elle est à 37°2 (pouls 90).

Quarante-huit heures après la dernière injection du sérum commence un érythème sérique très intense, de la face, des jambes, du ventre, des bras. La température monte progressivement à ce moment, pendant les cinq jours qu'a duré la réaction, jusqu'à 40°. Vingt-quatre heures après, la température tombe à 38°2, oscille pendant quelques jours encore et redevient ensuite normale.

Sortie le 3 août (Courbe 4).

Observation XXIII (Baudeloque 739 de 1920). — Suzanne D..., dix-neuf ans. Primipare. Antécédents : bartholinite il y a sept mois, ne durant que quelques jours, récidive de bartholinite il y a quinze jours.

Eczéma pendant les derniers trois mois de la grossesse. Hyper-sécrétion vaginale. Accouchement spontané à terme le 29 avril.

Eraillure de la fourchette, la femme refuse le traitement.

Les lochies examinées montrent de nombreux **streptocoques** (streptocoque hémolytique après quarante heures, ne coagule pas le lait). Trois jours après l'accouchement la température monte à 38°8. Utérus douloureux au niveau du bord droit. Une première injection de notre sérum antistreptococcique V de 30 cent. cubes est faite le jour

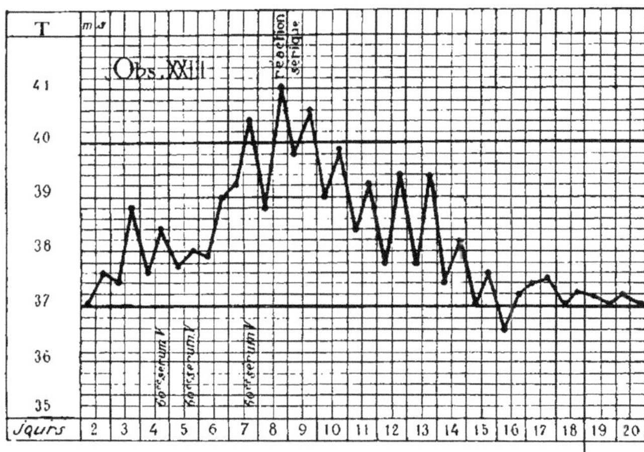

COURBE 5.

même de l'accouchement, elle est suivie de trois autres injections de 60 cent. cubes chaque jour. La température continue de monter pro-gressivement, elle est de 40°4 le jour de la troisième injection. Le len-demain de la dernière injection du sérum la malade fait une réaction sérique très forte (urticaire, éruption scarlatiniforme), la température monte à 41°.

Vingt-quatre heures après, la température descend progressive-ment en lysis, et devient ensuite normale. Elle est de 37°6 le 14 mai.

Sortie le 21 mai (Courbe 5).

Observation XXIV (Baudeloque 1107 de 1920). — Armance N..., vingt et un ans. Primipare. Accouchement spontané à terme le 3 juil-let. Température : 38°1, elle redescend les jours suivants et se maintient normale jusqu'au 8 juillet.

Le 8 juillet, la température remonte à 38°.

Le 9 juillet, frisson dans la nuit.

Le 10 juillet, la température est à 39°2 le matin (pouls 115) et 40° le soir (pouls 120).

Utérus douloureux, lochies fétides, à l'examen bactériologique don-nent du **streptocoque** (légèrement hémolytique, presque pur, en très grande majorité, coagule le lait sans rétraction latérale).

Le 10 juillet, injection de notre sérum antistreptococcique V (60
cent. cubes). Le lendemain, la température tombe à 38°8, le surlendemain à 38°1 et le jour suivant à 37°8 (pouls 90).
Sortie le 14 juillet (Courbe 6).

OBSERVATION XXV (Baudeloque 738 de 1920). — Maria B..., trente-
sept ans. 7e gestation. Accouchement spontané à terme le 29 avril. Rupture prématurée des membranes. L'examen bactériologique des lochies
prélevées le jour de l'accouchement montre de nombreux « streptocoques », la température est à 37°4.
Le troisième jour, la température monte à 38°2 et les jours suivants à 39°.

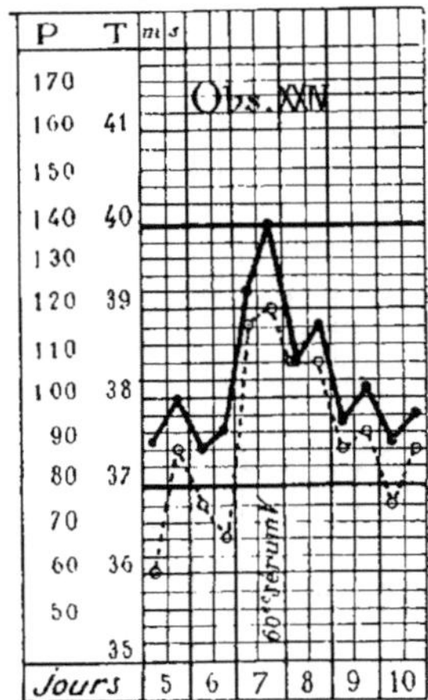

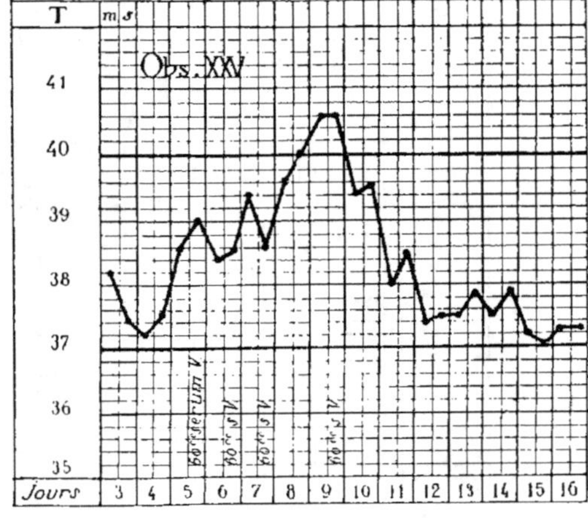

COURBE 6.   COURBE 7.

A ce moment, on commence l'injection de notre sérum antistreptococcique V. Quatre injections successives de 60 cent. cubes chaque.
A la dernière injection la température est à 40°6 (éruption sérique,
une très forte réaction, frisson) et quarante-huit heures après, la température tombe à 37°5 et se maintient normale.
Sortie le 18 mai (Courbe 7).

OBSERVATION XXVI (Baudeloque 717 de 1920). — Jeanne P..., dix-
huit ans. Primipare. Antécédents : congestion pulmonaire à cinq ans.
Grippe en 1919 (bronchite consécutive, durée deux mois). Palpitations
cardiaques fréquentes. Pas de rhumatisme.
Accouchement prématuré le 25 avril au cours du sixième mois
d'un fœtus pesant 1.630 grammes. Rupture prématurée des membranes
cinq jours avant l'accouchement. Placenta adhérent au niveau de la
corne gauche et du fond utérin ; délivrance artificielle très difficile par
suite de la rétraction du segment inférieur. Le lendemain de l'accouchement, la température est à 38°4 (pouls 110), lochies fétides.
L'examen bactériologique montre du « streptocoque » en très grand
nombre (moyennement hémolytique). En six jours, la température
monte jusqu'à 39°9.
Trois injections de notre sérum antistreptococcique V, de 60 cent.
cubes chaque.

Une tres forte réaction s'ensuit ; ascension thermique à 40°2, éruption généralisée intense, douleurs articulaires des membres inférieurs

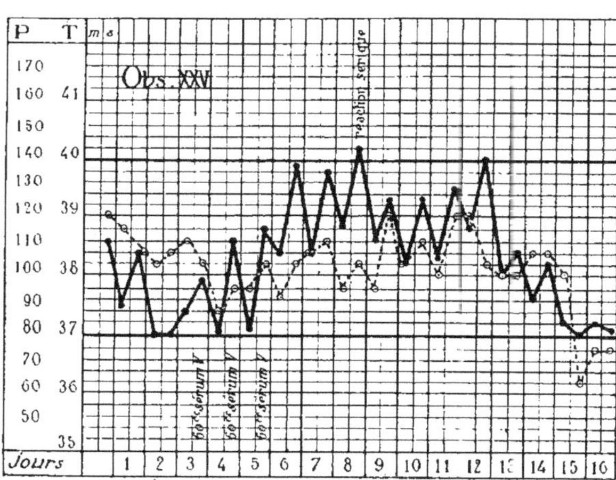

COURBE 8 .

et supérieurs. Quatre jours après, la température tombe à 38°4, le jour suivant à 38°2, puis à 37°, et se maintient normale ensuite.
Sortie le 29 mai (Courbe 8).

OBSERVATION XXVII (Baudeloque 813 de 1920. — Marie M..., vingt-

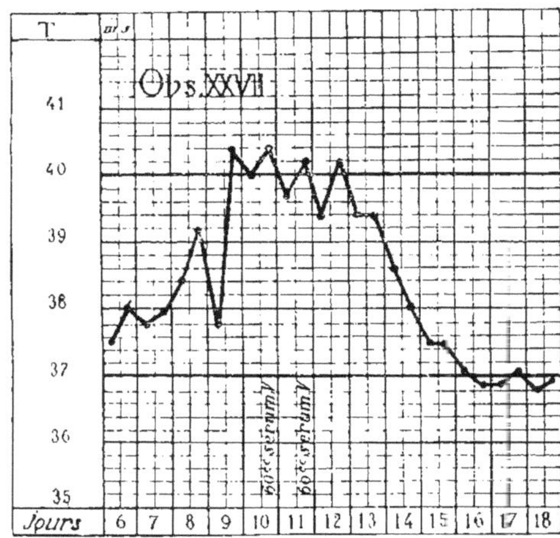

COURBE 9.

deux ans. Primipare. Rupture prématurée des membranes le 10 mai en ville. Accouchement spontané au cours du neuvième mois.

Les lochies examinées le lendemain de l'accouchement montrent
du **streptocoque.** La température est à 37°6.

Les jours suivants elle monte progressivement et le neuvième jour
atteint 40°4 (pouls 140).

Utérus douloureux au niveau de son bord droit, lochies fétides.
La malade passe à l'isolement le 20 mai.

Le 21 mai, première injection de notre sérum antistreptococcique
V de 60 cent. cubes (température : 40°4), suivie le lendemain d'une
autre de 60 cent. cubes.

Forte réaction sérique avec éruption et douleurs articulaires au
niveau des membres inférieurs. Température : 40°2. Le surlendemain
de la dernière injection, la température tombe à 39°4, le jour suivant
à 38°1, puis à 37°5 et se maintient normale.

Sortie le 31 mai (Courbe 9).

OBSERVATION XXVIII (Baudeloque 691 de 1920). — Hélène T...,
vingt et un ans. Primipare. Accouchement prématuré au cours du septième mois le 20 avril.

Durée totale du travail, quatorze heures.

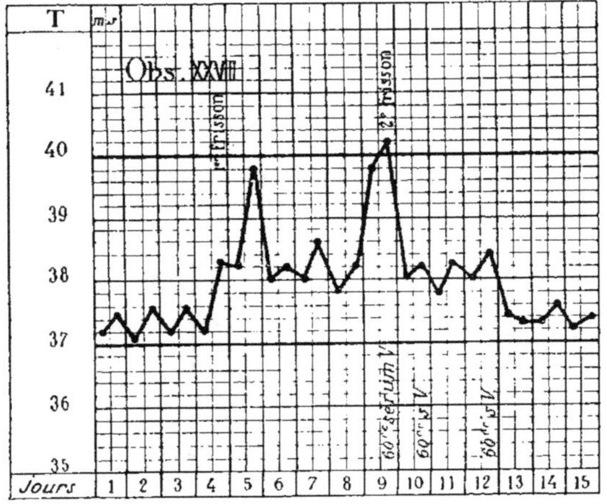

COURBE 10.

Extraction du placenta par traction et expression combinées.

Le lendemain de l'accouchement la température est de 37°2.

Le quatrième jour, un frisson et le lendemain la température
atteint 39°8.

Lochies fétides, à l'examen bactériologique montrent du **streptocoque** (moyennement hémolytique).

Utérus douloureux, dévié à droite. Trois jours se passent sans
accident, mais le 29 avril, nouveau frisson, la température monte à
40°2 (pouls 104). Langue saburrale, douleur dans la partie latérale de
la fosse iliaque et du flanc gauche. Le 29 avril, première injection de
notre sérum antistreptococcique V de 60 cent. cubes.

Le lendemain, la température tombe à 38° le matin, 38°2 le soir.

Expulsion des débris. — Les annexes gauches douloureux le jour
suivant. Deux nouvelles injections de sérum sont pratiquées de 60 cent.
cubes chaque.

En trois jours, la température devient normale.
Sortie le 6 mai (Courbe 10).

OBSERVATION XXIX (Baudeloque 2068 de 1920). — Adrienne M...,
vingt-neuf ans. Cinquième gestation. Antécédents fièvre typhoïde 1917.
Trois gestations à terme.
En 1919, avortement de cinq mois, suites de l'avortement normales.
Le 28 novembre 1920, rupture prématurée des membranes. Fibrome
volumineux. Le 29 novembre, accouchement spontané. Délivrance artificielle, hémorragie, membranes déchirées.
L'examen bactériologique des lochies, fait le lendemain de l'accouchement, montre du **sreptocoque** (non hémolytique, sans action sur le
lait, virulent pour la souris), la température est à 38°4, (pouls 100).

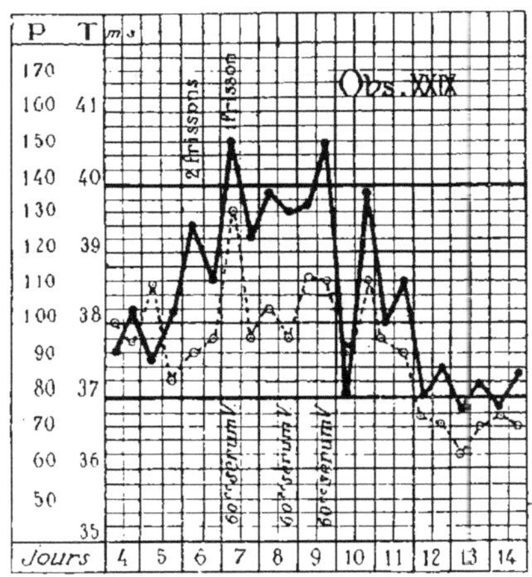

COURBE 11

Pendant les quatre jours suivants, la température est au-dessus de
38°, pouls oscille entre 100-110-120.
Le sixième jour, après l'accouchement, la température monte à
39°4, deux grands frissons dans la journée.
Le septième jour, 6 décembre, un nouveau frisson, la température
est à 40°6 (pouls 130). On pratique, à ce moment, la première injection
de 60 centimètres cubes de notre sérum antistreptococcique V, suivie
des deux autres ,même dose.
Le 8 décembre, à la dernière injection du sérum, la température
est de 40°6 ; le 9 décembre, elle est à 40°9 ; le 10 décembre, elle est à
38°6 ; le 11 décembre, elle est à 37°4 et se maintient ensuite normale.
Le pouls suit la chute de la température.
L'hémoculture, pratiquée le 6 décembre, est restée négative.
Sortie en bon état le 15 décembre (Courbe 11).

OBSERVATION XXX (Baudeloque 962 de 1920). — Éléonore C....,
trente-trois ans, deuxième gestation (première gestation : avortement
de cinq mois).
Accouchement à terme (excès de liquide) le 7 juin.

Rupture des membranes spontanée et précoce.

Le lendemain de l'accouchement, la température est à 38°. Périphlébite, face interne de la cuisse gauche.

L'examen bactériologique des lochies, fait à ce moment, n'a pas montré de **streptocoques** et la température le lendemain redevient normale et se maintient telle pendant quatre jours.

Le cinquième jour, le 12 juin, elle monte brusquement, 40°1 (pouls 120).

Utérus gros, dur et douloureux, céphalée.

Les lochies sont réexaminées à ce moment et montrent du **streptocoque** (légèrement hémolytique et coagule le lait avec une très forte rétraction latérale après vingt-quatre heures) en très grand nombre, presque pur.

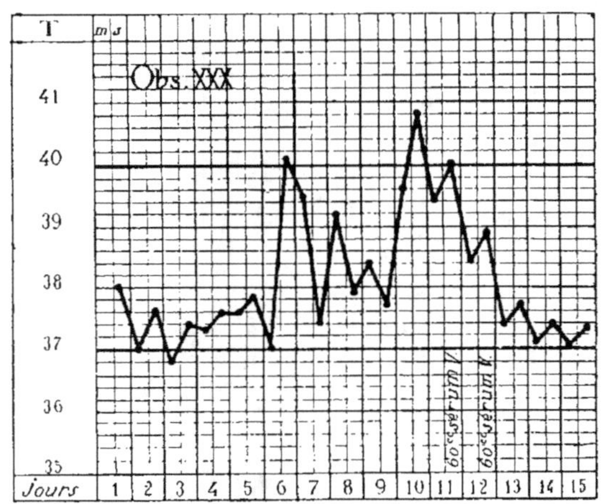

COURBE 12.

Le 16 juin, une nouvelle ascension thermique à 40°8 (pouls 130).

La malade passe à l'isolement où on lui fait une première injection du sérum antistreptococcique V de 60 cent. cubes, suivie d'une seconde le lendemain, même dose.

La température, étant à 40°, descend à 38°9, et vingt-quatre heures après la deuxième injection elle est de 37°4.

Sortie le 23 juin (Courbe 12).

OBSERVATION XXXI (Baudeloque 2124 de 1920). — Yvonne F..., vingt-sept ans. Primipare. Accouchement spontané le 8 décembre, hypersécrétion vaginale.

Le lendemain de l'accouchement, la température est à 38°3 (pouls 90).

L'examen bactériologique des lochies montre du **streptocoque** (en culture pure).

Le huitième jour après l'accouchement, la température monte brusquement à 39°4 et le jour suivant à 40°6 (pouls 115).

Lochies fétides. Douleur dans le bas-ventre du côté droit.

On pratique une première injection de notre sérum antistreptococcique V de 60 cent. cubes suivie de deux autres, même dose.

La température de 40°6 descend progressivement à 40°2, 39°2, 38°9, 38°4, 38°2, 37°8.

Le quatrième jour après la dernière injection du sérum, la température remonte brusquement à 39°5 et correspond à une réaction sérique généralisée (éruption, œdème de la partie postérieure du pha-

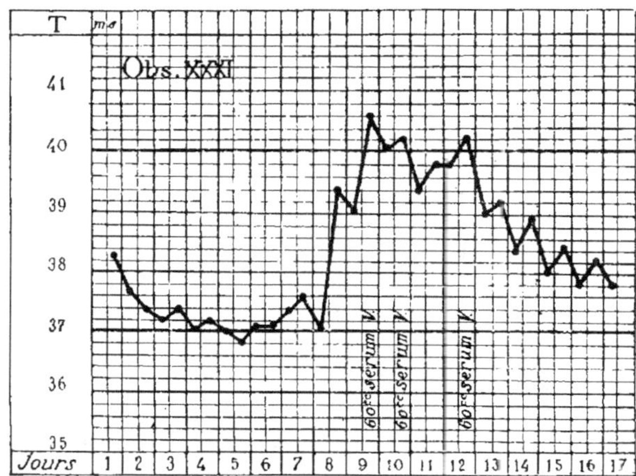

COURBE 13.

rynx) ; cette dernière terminée, la température tombe à la normale et se maintient telle (Courbe 13).

OBSERVATION XXXII (Baudeloque 1990 de 1920). — Primipare, vingt ans. Ascension thermique progressive jusqu'à 40°2 le cinquième jour. Redevient normale pendant deux jours. Le huitième jour remonte brusquement à 40°2. Trois injections du sérum de 60 cent. cubes pendant trois jours. Le neuvième jour, chute de température à 36°9. Guérison.

OBSERVATION XXXIII (Baudeloque 1053 de 1920). — II-pare, trente-deux ans. Le troisième jour, ascension thermique brusque à 40°2. Une injection de sérum de 60 cent. cubes. Le cinquième jour, la température est à 37°4. Guérison.

OBSERVATION XXXIV (Baudeloque 1122 de 1920. — Primipare, vingt ans. Le quatrième jour, ascension thermique brusque à 39°8. Le lendemain à 40°. Diarrhée. Trois injections du sérum de 60 cent. cubes pendant trois jours. Septième jour, la température est à 37°5. Guérison.

OBSERVATION XXXV (Baudeloque 810 de 1910). — Primipare, seize ans. Le deuxième jour montée brusque de température à 40°9, le jour suivant à 40°3. Trois injections du sérum de 60 cent. cubes pendant trois jours. Le sixième jour, la température est à 38°5, défervescence progressive. Guérison.

OBSERVATION XXXVI (Baudeloque 1160 de 1920). — II-pare, 29 ans. Rupture prématurée des membranes. Basiotripsie, double déchirure du col. Durée du travail, quarante-neuf heures. Délivrance artificielle, perte de sang abondante. Le troisième jour, ascension thermique brusque à 40°2, femme agitée. Deux injections du sérum de 60 cent. cubes pendant deux jours. Le cinquième jour, chute de température à 37°6. Guérison.

C. — TROISIEME SÉRIE (SEPTICÉMIES SANGUINES, HÉMOCULTURES POSITIVES).

OBSERVATION XXXVII (Baudeloque 1001 de 1920). — Septicémie puerpérale. Streptocoque et gonocoque dans les lochies. Streptocoque dans le sang. Une injection intraveineuse de sérum antistreptococcique V. Guérison.

Vve M..., trente-deux ans, X-pare. Antécédents : Rhumatisme articulaire aigu à treize ans (première crise), deuxième crise après le deuxième accouchement, troisième crise le 7 juin, il y a huit jours.

Quatre avortements de six semaines à quatre mois.

Six accouchements à terme, enfants vivants.

Le 16 juin, accouchement spontané au cours du huitième mois.

Le lendemain de l'accouchement, la température est à 38°6 (pouls 100). La malade, qui a déjà eu plusieurs crises de rhumatisme, se plaint de douleurs au niveau des deux genoux et du bras droit.

Les lochies examinées le 17 juin montrent du **streptocoque** abondant (associé au gonocoque).

Le troisième jour après l'accouchement, la température est à 39°4 et le sixième jour, le 21 juin 1920, remonte à 40°2.

La femme se plaint de nouveau de douleurs au niveau des deux genoux et des poignets, pas de dyspnée ni d'essoufflement. Le 24 juin au soir, essoufflement, angoisse, palpitations. Température : 39°. On fait quatre injections de notre sérum antistreptococcique V sous la peau, de 60 cent. cubes chaque injection.

Après la dernière injection du sérum, la température oscille toujours entre 40°2 et 40°, le pouls se maintient à 80.

Le 29 juin, la malade se plaint de la gorge, la langue est rouge, température : 40°4, un peu d'éruption sérique généralisée et les jours suivants la température tombe à la normale pour remonter trois jours après de nouveau à 40°4 (pouls 120).

Nous sommes le 5 juillet. La malade répond mal aux questions posées, se plaint toujours d'avoir froid.

A partir du 5 juillet, grandes oscillations thermiques : le matin 37°2, le soir 40°. L'examen des lochies refait le 6 juillet montre toujours du streptocoque.

Le 8 juillet, malade agitée, tendance au subdélire, teint blême, tachycardie très marquée, langue rouge et sèche, pouls petit, ventre douloureux, diarrhée rebelle. (Température 39°9, pouls 116).

Le 9 juillet, une hémoculture est pratiquée et montre du « streptocoque » (non hémolytique et non virulent pour les souris).

Le 12 juillet, malade très somnolente, très affaiblie, subdélirante, semble profondément intoxiquée, diarrhée continue.

Le 13 juillet, le matin, la température est de 39°4, état général mauvais, on pratique l'injection intraveineuse de notre sérum antistreptococcique V (20 cent. cubes dans 180 cent. cubes d'eau physiologique). Un quart d'heure après l'injection du sérum, grand frisson durant vingt minutes, claquement des dents, la malade s'endort après.

Le lendemain, température matin, 36°2, soir 37°2.

Le 15 juillet, température matin, 36°9, soir 36°5.

Le 16 juillet, température matin, 37°4, soir 36°4.

L'état général, considérablement amélioré, nettement transformé.

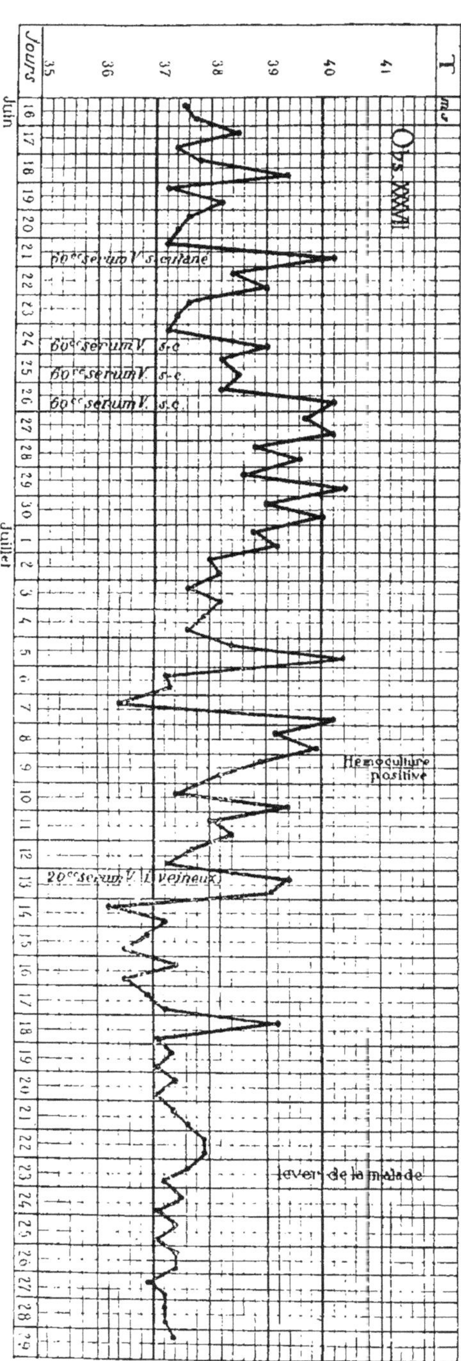

Jours
T m.
Obs. XXXII
35
36
37
38
39
40
41
Juin
Juillet
60cc serum V s. cutané
60cc serum V. s.c
60cc serum V. s.c
Hémoculture positive
20cc serum V (i. veineux)
lever de la malade
COURBE 14.

La malade s'alimente assez abondamment, n'a plus de diarrhée, langue humide, le teint se recolore, esprit plus présent.

Le 17 juillet, une petite poussée encore à 39°2 et depuis, la tempéarture se maintient normale. Levée le 23 juillet.

Etat général parfait. Sort guérie le 31 juillet (Courbe 14).

Observation XXXVIII (Baudeloque avril 1921). — Septicémie puerpérale, streptocoque dans le sang. Trois injections intraveineuses du sérum antistreptococcique V. Guérison.

Alexandrine F..., accouchée en ville le 18 avril, rentre à l'isolement de la clinique Baudeloque le 29 avril pour la bronchite des deux poumons.

La température est 40°2, mais elle redevient normale le lendemain.

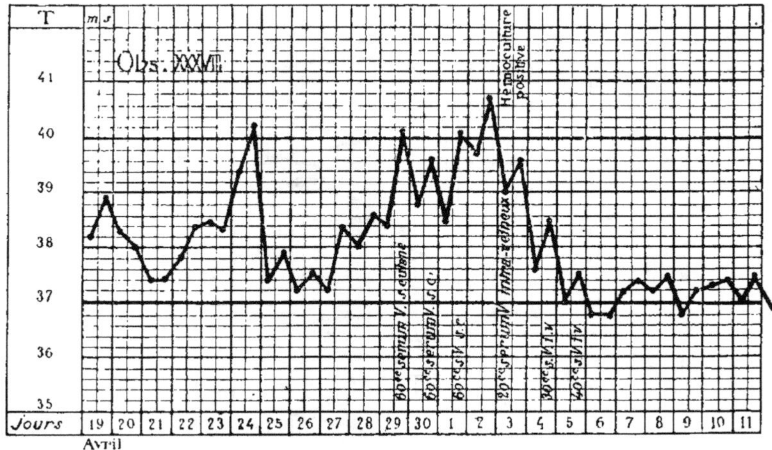

COURBE 15.

Le 28 avril, expulsion spontanée d'un caillot (volume d'une orange).

La température monte à 40°1 (pouls 118).

Utérus légèrement douloureux.

Le 29 avril, l'injection sous-cutanée de 60 cent. cubes de notre sérum V, suivie des deux autres injections pendant trois jours de suite.

La température se maintient toujours aux environs de 40°.

Le 2 mai, elle est à 40°7.

L'hémoculture pratiquée donne du **streptocoque** pur (non hémolytique qui ne rétracte pas le lait, virulent pour la **souris**).

Le 3 mai, on fait l'injection intraveineuse du **sérum V** (20 cent. cubes dans 180 cent. cubes d'eau physiologique), la température était à 39°6.

Une demi-heure après l'injection, la malade fait **un frisson** qui a duré **trente minutes** environ, transpiration abondante.

Le lendemain, chute de température à 38°5 (pouls 80).

On renouvelle l'injection intraveineuse (30 cent. cubes de sérum dans 270 d'eau physiologique), un nouveau frisson après l'injection, transpiration, sommeil après le frisson jusqu'au lendemain.

Le surlendemain, température à 37°5, on fait **une troisième injection intraveineuse** (40 cent. cubes de sérum dans 360 **cent. cubes d'eau physiologique**).

La température descend régulièrement en lysis, et se maintient normale depuis.

Sept jours après la dernière injection intraveineuse du sérum, la malade fait une réaction sérique, l'éruption scarlatiniforme aux deux membres inférieurs avec des douleurs articulaires, la température remonte à 39° pendant deux jours, et redevient ensuite normale.

Sortie le 21 mai, état parfait. (Courbe 15).

OBSERVATION XXXIX (Baudeloque 2167 de 1920-1921). — Septicémie puerpérale. Le streptocoque dans le sang. Sept injections intraveineuses de 20 cent. cubes du sérum V. Quatrième hémoculture, pratiquée le vingt-sixième jour de la maladie, est enfin négative. Sortie le 27 janvier sur sa demande et morte dix jours après, chez elle.

Joséphine B..., quarante-trois ans, primipare.

Antécédents : rougeole, fièvre typhoïde à vingt-trois ans, grippe en 1918, un fibrome de la grosseur d'un œuf au niveau de la corne droite.

Accouchement spontané le 16 décembre, délivrance artificielle pour hémorragie.

Trois jours après l'accouchement, un frisson dans la nuit, température 39°1 (pouls 120). Douleur spontanée généralisée de l'abdomen se propageant à la région lombaire et vomissements (glace sur le ventre).

La malade passe à l'isolement.

Les lochies examinées le lendemain de l'accouchement ont montré du **streptocoque** en culture pure (non hémolytique).

Le 20 décembre, on fait pendant trois jours trois injections de 60 cent. cubes de sérum V.

Le lendemain, chute du pouls de 120 à 80, plus de vomissements, la douleur abdominale est très diminuée, température : 38°8.

Le 23 décembre, la température remonte à 40 , le pouls à 120, inconitnence des matières fécales.

Une hémoculture est pratiquée le 23 décembre, après vingt-quatre heures elle donne du **streptocoque** (hémolytique, rétracte fortement le lait après quarante-huit heures, 1/10 de cent. cube de cette culture tue une souris après cinq jours).

Le 25 décembre, nouveau vomissement, la malade souffre de la région occipitale, l'insomnie persiste de même que l'incontinence des matières fécales, conjonctivite œil droit.

Le 26 décembre, première injection intraveineuse du sérum V (20 cent. cubes + 180 cent. cubes d'eau physiologique), température : 40°2. L'injection est suivie d'une réaction très forte : frisson trente minutes, puis sommeil.

Le 27 décembre, deuxième injection du sérum : 20 cent. cubes.

Le 28 décembre, une troisième injection intraveineuse du sérum, même dose.

Chaque injection est suivie d'un frisson prolongé, puis sommeil et bouffée de chaleur.

Le 29 décembre, la température est tombée à 38°7 (pouls 100). Conjonctivite rétrocède, plus de vomissement ni de diarrhée.

Pendant les cinq jours suivants, la température se maintient au-dessus de 38° avec un pouls variant entre 80 et 100. Pas de céphalée, sommeil.

Nous sommes le 2 janvier.

Le 3 janvier, incision d'une petite collection (grosseur d'une noix) de la région malléolaire externe à droite. La température remonte à 39°2.

Le 4 janvier, la température se maintient à 39°2.

On reprend l'injection intraveineuse de 20 cent. cubes du sérum et on la répète le 5 janvier, le 6 et le 8 janvier. Après les injections, une réaction toujours : frisson, sueurs profuses.

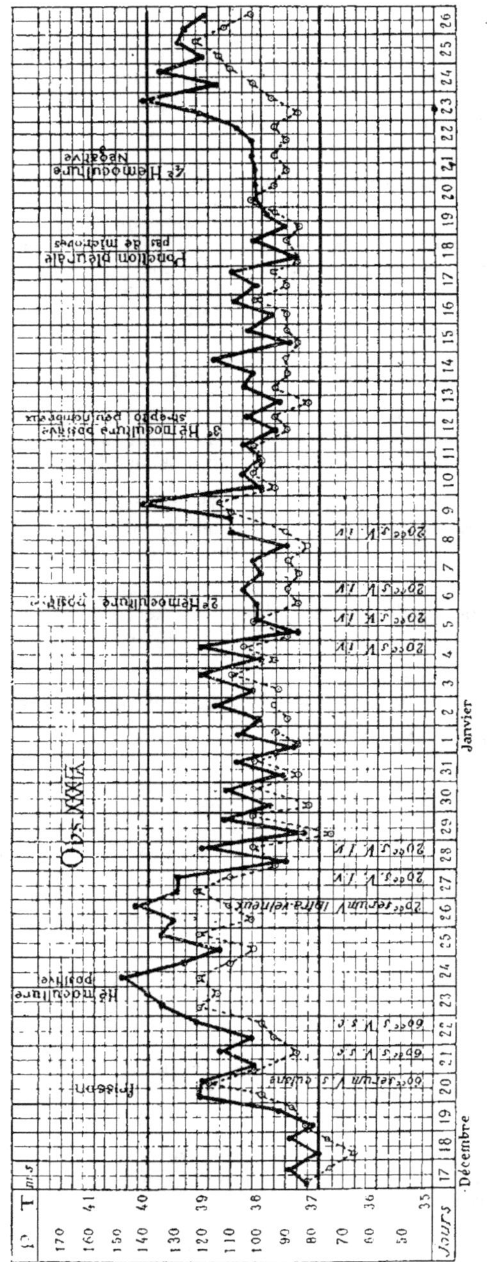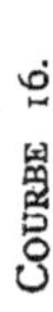

Courbe 16.

Le 6 janvier, une deuxième hémoculture pratiquée montre du **streptocoque** très nombreux encore (hémolytique, forte réaction latérale après quarante-huit heures, virulence accrue, 1/10 de cent. cube tue la souris après quarante-huit heures), mais la vitalité de ce streptocoque est très atténuée (par comparaison avec celui de la première hémoculture), la souche est morte après trois jours de séjour à la glacière.

La dernière, septième injection intraveineuse du sérum, est faite le 8 janvier.

Le 10 janvier, chute de température à 38°4 et, depuis ce moment, pendant treize jours, la température ne dépassait pas 38° ; le pouls oscillait entre 80-90.

Sommeil, aucune douleur, pas de diarrhée, pas de vomissement, mais facies amaigri, la femme tousse et crache beaucoup. Elle se plaint de douleurs dans le côté gauche.

A l'auscultation, pas de signe net d'épanchement, mais signe de bronchite diffuse des deux côté.s

Le 12 janvier, une troisième hémoculture montre du **streptocoque** très peu nombreux (à peine hémolytique, la virulence atténuée : la souris ne meurt que quatre jours après avoir été inoculée avec 1/10 de culture, la morphologie de quelques chaînettes que l'on trouve dans l'hémoculture est complètement différente de la précédente ; ce sont des éléments désagrégés, comme fondus).

Le 18 janvier, une ponction exploratrice pleurale donne une très petite quantité de liquide citrin (quelques gouttes.

L'examen bactériologique du liquide pleural reste stérile, quelques très rares mononucléaires.

Le 21 janvier, une **quatrième hémoculture est pratiquée,** elle reste **négative.** La température est à 38°2.

Le 22 janvier, elle remonte à 38°5.

Le 23 janvier, elle atteint 40°1, mais baisse les jours suivants.

Le 24 janvier, elle est à 39°8.

Le 25 janvier, elle est à 39°5.

Le 26 janvier, elle est à 39° (pouls 104).

Le 27 janvier, la malade veut absolument rentrer chez elle.

Dix jours après, elle meurt chez elle (Courbe 16).

OBSERVATION XL (Baudeloque 80 de 1920). — Accouchement et délivrance en ville. Le contrôle bactériologique est fait dix jours après l'accouchement. **Streptocoque** dans le sang. Injections sous-cutanées du sérum, une injection intraveineuse du sérum faite le vingt-troisième jour de l'infection. Morte le lendemain de l'injection.

Lucienne N..., vingt-trois ans. Primipare. Antécédents : scarlatine à quatorze ans, congestion pulmonaire à seize ans. Accouchée et délivrée en ville le 13 juin, rentre à la clinique Baudeloque le 17 juin ayant de la fièvre.

Le 18 juin, 18 crevasses des seins et lymphangite.

Pendant les trois jours suivants, la température est au-dessous de 38° (pouls 80-88).

Le 22 juin, la température monte brusquement à 40° (pouls 110), frisson.

Violente douleur dans le ventre siégeant dans la fosse iliaque gauche ; dans la nuit, céphalée, sueurs, abattement.

Le 23 juin (dix jours après l'accouchement), on fait l'examen bactériologique des lochies qui montrent du **streptocoque** en culture pure (légèrement hémolytique, 1/10 de cent. cube de cette culture tue la souris après dix jours, rétraction latérale du lait après trois jours).

Même état, douleur dans la fosse iliaque gauche, céphalée ; deuxième frisson, température : 40°.

Le 24 juin, un troisième frisson, température 40°5, la douleur per-
sistante dans la fosse iliaque gauche. Pas de lochies fétides, pas de
vomissements.

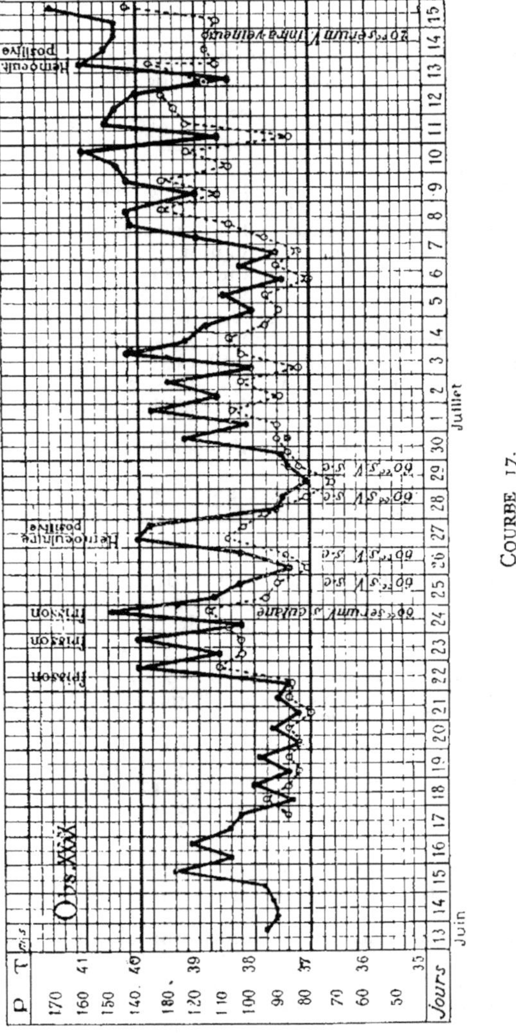

COURBE 17.

Le 24 juin au soir (le douzième jour après l'accouchement), première injection sous-cutanée du sérum antistreptococcique V de 60 cent.
cubes, suivie de deux autres de 60 cent. cubes.

Après la première injection du sérum, chute de la température,
le lendemain, à 38°2, pouls de 116 tombe à 90.

Le surlendemain 38°2, pouls 88, pas de frisson depuis deux jours.

Le 27 juin, brusque élévation à 40°, frisson, état nauséeux, douleur vive à la fosse iliaque gauche et se propageant vers le flanc, un peu d'œdème inguinal gauche. On pratique le 27 juin une hémoculture et le 28 juin on refait pendant deux jours deux injections sous la peau du sérum, de 60 cent. cubes chaque injection.

Le 28 et le 29 juin, chute de température à 37°5 (pouls 80). Les douleurs spontanées ont disparu. Etat général bon, langue humide. Apparition d'une éruption sérique.

On arrête les injections sous-cutanées du sérum. L'hémoculture faite le 27 juin donne après quarante-huit heures du streptocoque.

Le 30 juin au soir, la température remonte à 39°2.

Le 4 juillet, elle est à 40°2 de nouveau, pas de frissons, éruption sérique aux poignets et très légèrement aux genoux.

Le 5 juillet, elle tombe à 38°5, diminution des douleurs et gonflement des poignets.

Le 6 juillet, température à 38°2, douleurs spontanées nulles, douleur à la palpation de la fosse iliaque gauche maximum au niveau d'une région située à mi-distance de l'ombilic, douleur du poignet disparue, apparition d'une douleur à l'épaule gauche, l'éruption a considérablement pâli.

Le 8 juillet, élévation brusque de température à 40°2 (pouls 130) qui reste pendant les jours suivants au-dessus de 40°.

Le membre inférieur gauche est très douloureux.

Compresses de chlorhydrate d'ammoniaque.

Léger œdème du membre inférieur droit.

Le 13 juillet, on refait une hémoculture, elle donne après vingt heures du **streptocoque** très nombreux (moyennement hémolytique, virulent pour la souris : 1/10 de la culture tue la souris après trois jours; sans action sur le lait) ; la température est à 41° (pouls 140).

Le 14 juillet (dix-sept jours depuis la première hémoculture et le vingt-troisième jour depuis le début de l'infection), on fait une injection intraveineuse du sérum (20 cent. cubes du sérum dans 180 cent. cubes d'eau physiologique).

Le 15 juillet, pouls rapide, mais bien frappé, régulier, légère amélioration du facies, langue moins sèche.

Etat de cyanose dans la soirée.

Bouffissure de la face.

Morte à 8 heures 15 du soir (Courbe 17).

OBSERVATION XLI (Baudeloque 735 de 1920). — Septicémie puerpérale. Injection sous-cuatnée du sérum. Mort.

Léontine G..., vingt-six ans. II-pare.

Première gestation normale.

Rupture prématurée des membranes. Accouchement gémellaire le 29 avril, les deux enfants morts après quelques inspirations.

Délivrance artificielle pour défaut de décollement deux heures après l'accouchement.

Le 29 avril, examen bactériologique des lochies montre un **streptocoque** (non hémolytique, ne rétracte pas le lait).

Le 30 avril au soir, la température monte brusquement à 40°8 (pouls 160), frisson, éruption sur l'abdomen et les cuisses, céphalée.

Depuis le 30 avril, la température reste au-dessus de 40°, pouls très élevé au-dessus de 140.

Deuxième gestation, hydramnios.

Le 1er mai, abcès de fixation qui ne prend pas.

Injection sous la peau du sérum V de 60 cent. cubes, suivie des six autres injections (en tout 420 cent. cubes).

Le 3 mai, abattement très marqué le soir, température 40°7, (pouls 130).

Le 10 mai, dyspnée asez intense, ventre non douloureux, lochies fétides.

Le 11 mai, éruption sérique généralisée et douleur polyarticulaire.

Le 13 mai, la femme tousse et crache abondamment, râles crépitants et sous-crépitants à droite, la température à 40°5 (pouls 140).

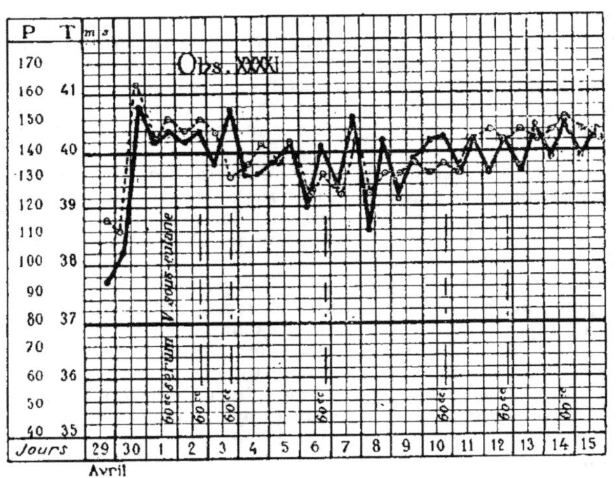

COURBE 18.

Le 14 mai, dyspnée intense, facies amaigri, nez pincé, yeux excavés, ballonnement du ventre.

Morte le 15 mai (Courbe 18).

OBSERVATION XLII (de la ville, communiquée par M. le Dr Robert Dupont). Septicémie puerpérale. Streptocoque dans le sang. Injection intraveineuse du sérum antistreptococcique Vinaver. Guérison.

Mme V..., vingt-trois ans, primipare, dernières règles le 30 juin 1920. Perte des eaux le 30 mars au matin. Le 1er avril 1921, température : 38°5 ; dans la soirée de ce jour, accouchement facile d'une fille bien constituée.

Délivrance naturelle paraissant complète. La température oscille autour de 38° pendant trois jours.

Le 4 avril, elle est à 37°, mais le pouls reste rapide, autour de 110.

Les urines sont rares, 500 grammes en moyenne par vingt-quatre heures.

Malgré ces symptômes, il n'y a rien d'alarmant du côté de l'utérus.

Le 10 avril, élévation de température à 38°9, mais le lendemain la température est de nouveau normale.

Dans la nuit du 12 au 13, forte hémorragie qui nécessite un curettage suivi d'un tamponnement, la température le 13 au soir est à 40°9, un frisson.

Le 14 avril, les frissons persistent les 17, 18, 19, avec la température oscillant entre 38° et 40°3, montant à 41°2 le 19 avril au moment du frisson.

Le 19 et le 20 avril, injection intraveineuse de sulfate de cuivre ammoniacal.

Le 20 avril, la température est à 40°2. Le 21 avril, elle s'élève à 40°5 (pouls 150), un frisson.

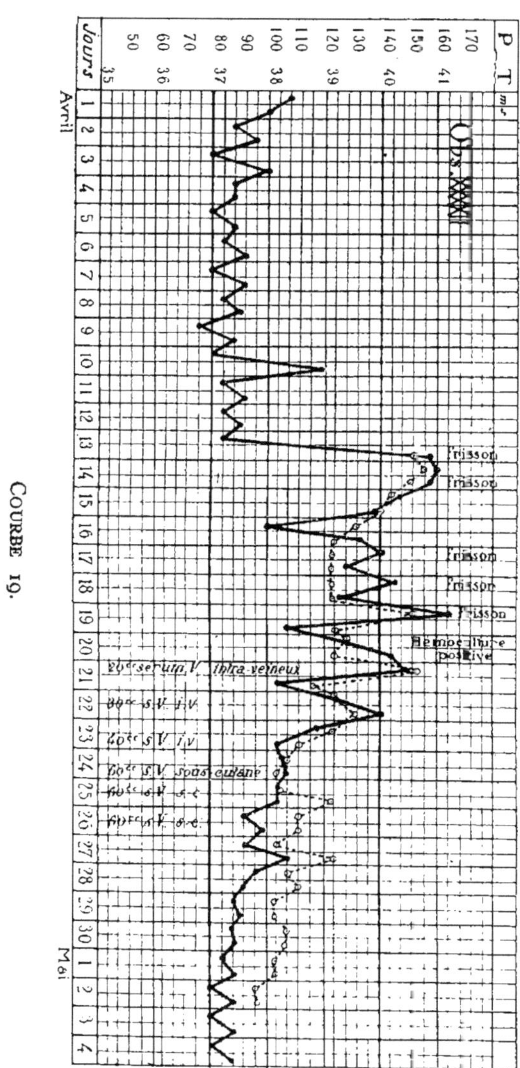

COURBE 19.

Les urines continuent toujours à être très rares, la malade est pâle, fatiguée et abattue. Le facies œdématié, sub-ictérique, insomnies. Les lochies peu abondantes.

C'est à ce moment que le Dʳ Robert Dupont voit la malade.

Le 20 avril, on pratique la prise de sang ; hémoculture donne nombreux **streptocoques** (hémolytiques non virulents pour la souris).

Injection sous-cutanée de térébenthine ; il y a eu un peu de rougeur et formation d'une petite phlyctène suppurée, **pas d'abcès franc.**

Le 21 avril, première injection intraveineuse du sérum antistreptococcique V (20 cent. cubes du sérum dans 180 cent. cubes d'eau physiologique), la température était à 40°5.

Le 22 avril, la température est à 40° (pouls 230).

On pratique une deuxième injection intraveineuse du sérum V (30 cent. cubes de sérum dans 270 cent. cubes d'eau physiologique).

Un quart d'heure après cette injection, la malade a des sueurs très abondantes, elle s'endort ensuite et passe une bonne nuit.

Le lendemain, le 23 avril, la température est à 38°9 le matin, 38°2 le soir ; une troisième injection du sérum V est faite : 40 cent. cubes de sérum dans 360 cent. cubes d'eau physiologique.

Des sueurs très abondantes suivent encore l'injection et quarante-huit heures après, la température est à 37°9 avec un pouls oscillant entre 100 et 102.

Apparition d'une diurèse très marquée ; les urines, qui n'étaient que de 500 **grammes**, montent à 1.000 grammes. L'œdème disparaît, le facies se recolore, l'état général de la malade est nettement transformé, elle dort et demande à manger.

Pendant trois jours, on fait encore, tous les jours, sous la peau 60 cent. cubes du sérum V. La quantité des urines continue à augmenter progressivement (plus de 1.500 grammes le 1ᵉʳ mai), en même temps que la température descend en lysis.

Elle est à 37° le 2 mai (pouls 90). Pas d'accidents sériques.

L'état excellent, la malade sort le 10 mai complètement guérie (Courbe 19).

OBSERVATION XLII (due à l'obligeance de M. le Dʳ Marc Rivière, de Bordeaux). Septicémie puerpérale, streptocoque dans le sang. Injections intraveineuses et sous-cutanée (à doses massives)) du sérum antistreptococcique Vinaver. Guérison.

Mᵐᵉ D..., vingt-deux ans, Primipare. Grossesse normale marquée seulement par quelques troubles digestifs. Début du travail dans la nuit du 15 au 16 novembre. Rupture prématurée des membranes, dilatation lente. Utérus inerte depuis plus de deux heures, application de forceps.

Extraction assez pénible d'un enfant de 4 kilogr. 100, **vivant** ; légère déchirure du périnée, réparée aussitôt.

Suites de couches d'abord tout à fait normales ; pendant la première semaine, la température n'atteint pas 37°, le huitième jour brusquement la température s'élève à 39°. Purgatif, la température revient, le lendemain, à la normale.

Le 3 décembre, un frisson violent, angine et érythème scarlatiniforme, température 39°5 (pouls 120). Rien du côté utérin, mais le périnée qui n'avait présenté ni gonflement ni suintement est désuni.

L'hémoculture faite a donné du streptocoque pur, la température est à 40°5.

Le 14 décembre, une première injection sous-cutanée de 60 cent. cubes du sérum Vinaver (la température était à 39°6) répétée pendant trois jours de suite. Déjà après la deuxième injection du sérum, la malade se sent beaucoup mieux, la température descend à 36°9, le pouls de 120 passe à 80. Mais le 18 décembre, nouvelle ascension thermique à 40°2 (pouls 124). La malade accuse des douleurs vives au niveau de toutes ses articulations, un peu d'érythème au niveau des avant-bras (réaction sérique). Une petite syncope dans l'après-midi qui ne s'est pas reproduite. Pas de frissons depuis l'injection sous-cutanée du sérum.

On craint des accidents anaphylactiques vu la réaction sérique et on ne continue pas le sérum.

Les 18, 19, 20, 21, 22, 23 décembre, on fait l'électrargol intraveineux.

La température continue à faire de grandes oscillations ; le matin 36, 37°2, le soir 40°2. Pas d'amélioration.

Le 25, la température est à 40°4. On pratique alors l'**injection intraveineuse** du sérum Vinaver (20 cent. cubes de sérum dans 180 cent. cubes d'eau physiologique).

L'injection est suivie d'une réaction violente, claquement des dents, excitation cérébrale et motrice, délire, etc...

Le lendemain, chute de température à 36°4, le pouls de 138 est tombé à 90.

Un abcès de fixation fait à ce moment, le cinquième que l'on essaie de faire depuis le début de la maladie, prend enfin.

On n'ose pas renouveler l'injection intraveineuse et quarante-huit heures après, la température remonte de nouveau, le pouls s'élève et les frissons réapparaissent. Depuis le 30 décembre jusqu'au 27 janvier, la température subit de grandes oscillations entre 36°4 et 41°, chaque nouvelle ascension étant précédée d'un grand frisson.

L'hémoculture, faite pour la quatrième fois le 5 janvier, montre du streptocoque pur en chaînettes immenses de longueur. On est au cinquante-deuxième jour après l'accouchement et quarante-deuxième jour de la maladie.

On reprend les injections sous-cutanées du sérum Vinaver, la malade reçoit en tout 500 cent. cubes du sérum par la voie sous-cutanée (médication toni-cardiaque en plus).

Une amélioration se fait progressivement à partir du 26 janvier, le 11 février la température n'atteint que 37°4 et se maintient normale depuis, avec quelquefois encore petites variations passagères (38°6, 38°8). Elle se stabilise définitivement le 1er avril, et la **guérison** est complète.

BIBLIOGRAPHIE

MAYERHOFER. **Monatsschr. f. Geburtsh,** p. 123, 1869.

ROKITANSKI, **Strickers Jahrbücher** 1876. — **Handbuch d. pathol. Anat., Wien,** 1846.

HAUSSMANN. **Centralblatt,** 1874.

COZE ET FELTZ, Recherche expérimentale sur la présence des infusoires et l'état du sang dans les maladies infectieuses. **Gaz. Méd. de Strasbourg,** 1869.

E. QUINQUAUD, Essai sur le puerpérisme infectieux chez la femme et chez les nouveau-nés. **Thèse** 1872.

PASTEUR, Septicémie puerpérale. **Bull. Acad. de Méd.,** 1879, p. 271.

DOLERIS, La fièvre puerpérale et les organismes inférieurs. Pathogénie et thérapeutique des accid. infect. des suites de couches. **Thèse de Paris,** 1880. — Les lochies et les organismes inférieurs, **Ann. de Gynécol.,** février 1884. — Etiologie et nature des infections puerpérales. Rapport 13ᵉ Congrès Intern. des Sciences Méd., août 1900. **Ann. de Gyn. et d'Obst.,** 1900, p. 3.

CHAUVEAU, Septicémie puerpérale expérimentale. **Lyon médical,** 1882.

WIDAL, Etude sur l'inf. puerpérale, la phlegmatia alba dolens et l'érysipèle. **Thèse** Paris, 1889.

MENGE ET KRONIG, U. verschied. Streptokokkenarten. **Monatsschr. f. Geburtsh. und Gynak.,** juin 1889.

ARLOING, Contirbution à l'étude de l'agent virulent de la septic. puerp. **Acad. des Sc.,** 1884.

WILLIAMS, **Amer. Journ. of. Obstetrics,** 1898.

NATVIG, Bakt. Verhalten. in weibl. Genitalsekr. Studien u. Streptokokken d. weibl. Genitalien in Partus u. Puerperium. **Arch. f. Gyn.** 1905, 76, 3.

GONNER, U. Microorganis. im. Sekret. d. weibl. Genitalien wâhrend d. Schwangersch. bei puerp. Erkrank. **Centr. Bl. f. Gynakol.,** 2 Juillet 1887.

FABRE. **Précis d'Obstétrique,** 1910, p. 645.
— Traitement prophylactique et curatif des infections puerpérales à streptocoque pyogène par l'essence de térébentine. **Obstétrique,** janvier 1908.

FABRE ET BOURRET, Une épidémie de fièvre puerpérale ayant comme pont de départ un porteur sain de streptocoque. **Bull. d'Obstétr. et de Gynéc.,** 1910.

WALTHARD, Bakter. Untersuch. d. weibl. Genitalsekretes in Gravid. u. in Puerperium. **Arch. f. Gynaek.** 1895, 48, 2.

VAHLE, Ueber d. Vorkommen von Streptokokken in der Scheide gebârender. **Zeit. f. Geb. u. Gynaek.,** 1896, 35, p. 2.

STEFFECK, Fondement bactériologique de l'auto-infection. **Zeit. f. Geb. u. Gynaek.**, 20, 389.

KALTENBACH, Sur la question de l'auto-infection, IIIe Congrès tenu à Fribourg par la Société de Gynécologie allemande. **Ann. de Gynéc. et d'Obst.**, 1889.

R. DE BOVIS, L'auto-infection puerpérale au point de vue bactériologique. **Semaine médicale**, 19 septembre 1906.

RUSTRA, Puerperal infection. **Philippine Journ. of. Science**, 1920, 17, p. 119.

PERMAIN, Une analyse de la flore vaginale à la fin de la grossesse. **The Amer, Journ. of. Obstetrics.** août 1917.

SCHWEITZER, De la prophylaxie de la fièvre puerpérale. Leipzig, 1913 (analyse **Ann. de Cyn. et d'Obst.**, 1914-1915, p. 53.

JEANNIN, Infections puerpérales putrides (recherches cliniques et bactériologiques). **Thèse**, 1902.

DOEDERLEIN, Die Erfolge des bakteriol. Forschung in Erkennung, Verhütung. u. Behandlung der Kindbettfibers. **Deuts. med. Woch.**, 1904, 30, p. 1793.

BURKHARDT, Saprémie ou bactériémie. **Arch. f. Cynaek.**, 95, p. 552.

SCHIAVONI, **Clinica Obstetrica,** 1900, n° 9.

E. SACHS, Recherches bactériologiques de la fièvre sub. partum. **Zeit. f. Geb. u. Cynaek.**, 70, p. 222.

GONNET, Streptocoque pyogène et infection puerpérale. **L'Obstétrique**, 1907, page 38.

E. BUMM et W. SIGWART, Untersuch. über die Beziehungen d. Streptococcus zum puerperal fieber. **Beitr. z. Geburts. u. Cynaek.**, 1904, 8, p. 3.

SIGWART, **Arch. f. Cynaek.**, 1900, 87, p. 460.

METZGER, Le streptocoque hémolytique dans l'infection puerpérale. **La Presse Médicale.** 15 Avril 1911.

WINTER, Die Micro-organismen in Genitalcanal der gesund. **Frauen. Zeits. f. Geburstsh. u. Cynaek.**, 1887, 14

— Ueber d. Bacteriengehalt d. Cervix. **Centralbl. f. Cynaek.**, 11 mai 1895.

LABUSQUIÈRE, Fièvre puerpérale et sa prophylaxie. **Ann. de Cyn. et d'Obst. (Revue générale)**, 1909.

— Toxémie ou bactériémie, thérapie active ou expectation. **Ann. de Cyn. et d'Obst.**, 1912, p. 257.

ZANGEMEISTER, La recherche bactériologique auxiliaire pour le diagnosite de l'infection puerpérale. Berlin, 1910 (analyse dans les **Ann. de f. Cyn. et d'Obst.**, 1911, p. 317).

WARNEKROS, Ueber drei bemerkens werte Falle von puerperal Pya mie. **Arch. f. Cynaek.**, 1912, p. 27.

POTOCKI, Bactériologie sanguine dans l'infection puerpérale. **Ann. de Cyn. et d'Obst.**, 1918-1919.

BASSET, La septicémie puerpérale atténuée. forme clinique. bactériologique, trait., **Thèse**, 1893.

A. PINARD et WALLICH. Traitement de l'infection puerpérale, 1896.

A. PINARD. Des interventions intra-utérines pendant les suites de couches. **Revue prat. d'Obst. et de Pédiatrie**, juin 1905, p. 161.

— Traitement des infections puerpérales. **Anr. de Cyn. et d'Obst.**, 1909, p. 577.

PINARD et VARNIER, De l'irrigation continue comme traitement prophylactique et curatif de l'infection puerpérale, **Ann. de Gyn. et d'Obst.,** 1886.

VARNIER, Streptococcie puerpérale, **Obstétrique Journalière,** 1900, p. 344.

WALLICH, De la sérothérapie appliquée à la septicémie puerpérale. Rapport du XIIe Congrès des sciences médicales de Moscou, 1897 **Ann. de Gyn. et d'Obst.,** 1897.

TARNIER, De l'asepsie et de l'antisepsie en obstétrique. Paris, 1894.

LARAN, Traitement de l'infection puerpérale. **Thèse,** 1896.

H. VIGNES, Notions générales sur l'infection puerpérale. **Jour. des Praticiens,** n° 47, novembre 1920, p. 745.

— La thérapeutique intra-utérine de l'infection utérine **post partum, Gyn. et Obst.,** 4, 1920, n° 3.

A. TURENNE, Traitement de l'infection puerpérale. Rapport au IIIe Congrès méd. lat. amér. à Montevide. **Ann. de Gyn. et d'Obst.,** 1907.

CHARRIN ET ROGER, Essai d'application de la sérumthérapie au traitement de la fièvre puerpérale. **C. R. Soc. de Biol.,** 23 février 1895.

MARMOREK, Le streptocoque et le sérum antistreptococcique. Ces **Annales,** juillet 1895, p. 593.

BESREDKA, Le sérum antistreptococcique et son mode d'action. Ces **Annales,** 1904, p. 363.

ANALYSES

ANALYSES

I. — TUMEURS ET PARASITES

(Bulletin de l'Institut Pasteur, T. XVII, 15 Octobre 1919)

1. — **M. MARSH et S. WULKER**. — Ueber das Vorkommen von Nematoden und Milben in Normalen und Spontantei-mormausen (Présence de Nematodes et d'Acariens chez les Souris normales et cancéreuses). *Zeitschr. f. Krebsf. t. XV*, 1915 16, *pp.* 383-402, **B. I. P.,** *p.* 650.

2. — **TH. VON WASIELEWSKI et S. WULKER.** Zur Kenntnis Dispharagusinfektion des Geflügelmagens und des dadurch bedingten geschwulstartigen Schlelmhautiwu-chrungen. (Etude de l'infection parasitaire à Dispharagus dans l'estomac des oiseaux, et tumeurs qui en résultent). *Zeitschr. f. Krebsf. t. XVI*, 1917, *p.* 250. **B. I. P.,** *p.* 650.

3. — **O. TEUTSCHLŒNDER.** — Regelmaessige Kombination des « Epithelioma contagiosum » mit echtem Sarkom in Form multiplier Hautknoten bei einer Taube (Tumeurs cutanées mixtes constituées par l' « Epithelioma contagiosum » et le sarcomé chez un pigeon) *Zeitschr. f. Kreibsf., t. XVI*, 1917, *pp.* 279-296. **B. I. P.,** *p.* 651.

4. — **R. KLINCER et F. FOURMAN.** — Beobachtungen ueber eine Krebsepidemie unter Mausen. (Etude d'une épidémie de cancer chez les Souris). *Zeitschr. f. Krebsf., t. XVI*, 14 *Nov.*, 1917, *pp.* 231-244. **B. I. P.,** *p.* 652.

5. — **O. EWALD.** Ein Fall von primärer Halssarkom mit Metas-tasenbildung in Lungen und Nieren bei der Katze (un cas

de sarcome primitif du cou avec métastases dans les poumons et les reins chez le chat.) *Zeitschr. f. Krebsf., t. XVI*, 1917, *pp.* 274-298, **B. I. P.,** *p.* 652.

6. — **J. FIBIGER.** (Inst. anatomo-pathol. de l'Université de Copenhague).

Investigations on the Spiroptera cancer III. On the transmission of spiroptera neoplastica (Congyloneman), to the rat as a method of producing cancer experimentally. *Det Kgl. Danske Videnskabernes selskabernes selskab. Biol. Meddelelser,* I. 9. 1918. **B. I. P.,** *p.* 652.

7. — **J. FIBIGER.** — Investigations of the Spiroptera cancer IV. Spiroptera Cancer of the tongue in rats. *Det Kgl. Danske Videnskabernes Selskab. Biol. Meddelelser.* I, 10, 1918. **B. I. P.,** *p.* 653.

8. — **J. FIBIGER.** — Investigations on the spiroptera cancer V. On the growth of small Carcinomata and on prédisposition to Spiroptera cancer in rats and mice. *Det Kgl. Danske Videnskab. Selskab. Biol. Meddelelser* I, 11, 1918, **B. I. P.,** 654.

9. — **J. FIBIGER.** — Investigations on the spiroptera cancer VI. A. transplantable Spiroptera Carcinoma of the Mouse *Det. Kgl. Danske Videnskabernes Selskab, Biol. Meddelelser* I, IV, 1918. **B. I. P.,** *p.* 656.

II. — PATHOGÉNIE ET CROISSANCE DES TUMEURS

(Bulletin de l'Institut Pasteur, T. XVIII, 15 Février 1920.)

1. — **O. LUBARSCH** (Berlin). — Ueber spontane Impfsarkome bei Meerschweinchen. (Sur un sarcome spontané, transplantable du cobaye). *Zeitschr. f. Krebsf., T. XVI,* 1919, *p.* 315. **B. I. P.,** *p.* 94.

2. — **C. FUNK.** — Influence of Diet on the Growth of Tumors (Influence du régime sur la croissance des tumeurs). *Bioch. Bulletin,* t. *IV, N° 14-15, 1915, p.* 348. **B. I. P.,** 95.

— The influence of radium emanation on the activity of vitamine. *Proc. Soc. for Exper. Biol. a. Med.,* t. *XVI,* 1916. **B. I. P.,** 95.

3. — **STANLEY B. BENEDICT et ALFRED H. RAHE.** — Studies in the influence of Various factors in nutrition upon the grows of expérimental Tumors. Etudes sur l'influence de divers facteurs de la nutrition sur la croissance des tumeurs expérimentales). *Journ. of. Cancer Res.,* t. *II, Janvier 1917, p.* 159.

4. — **A. LATHROP et LEO LOEB.** — Further investigations on the origin of tumors in mice. (On the part played by internal secretion in the spontaneous development of tumors. (Rôle joué par la sécrétion interne dans le développement des tumeurs spontanées de la souris). *Journ. of. Cancer Res.,* t. *I, Janvier 1916, p.* I. **B. I. P.,** p. 96.

5. — **LEO LOEB.** — Observations on the mode of origin of the Fibroadenoma of the mammary gland in the rat and on the delayed retrogression of the mammary gland after the period of lactation. *Journ. of Cancer Res.* t. *I, Janvier,* 1916, p. 415, **B. I. P.,** p. 97.

6. — **LEO LOEB.** — Tissue Growth and Tumor Growth. (Croissance des tissus et croissance des tumeurs). *Journ. of Cancer Res.,* t. *II, Avril 1917, N°* 2, p. 135. *B. I. P.,* p. 97.

7. — **ERICH** Bosch (Zurich). — Chemische und therapeutische Untersuchungen über die Wirkung von autolysaten bei Krebs. (Recherches chimiques et thérapeutiques sur l'influence des autolysats dans le cancer). *Zeitschr. f. Krebsforsch.,* t. *XVI,* 1919, p. 325. **B. I. P.,** 99.

8. — **RICHARD WEIL.** — Chemotherapeutic experiments on rat tumors. *Journ. of Cancer Res.,* t. *I, Janv.* 1916, p. 95. **B. I. P.,** p. 99.

III. — CANCER EXPÉRIMENTAL ET ETIOLOGIE DES TUMEURS

(Bulletin de l'Institut Pasteur T. XVIII, 15 Mai 1920)

1. — **K. YAMAGIWA et KICHIKAWA.** — Expérimental Study the pathogenesis of Carcinoma. (Etude expérimentale sur la pathogénie des Carcinomes). *Journ. of Canc., Res., t. III, f. I, Janvier* 1918. **B. I. P.,** *p.* 294.

2. - - **F. BULLOCH et G. L. ROHDENBURG.** — Expérimental « Carcinomata » of animals and their relation to true malignant Tumors (carcinome experimental des animaux, relations avec les vraies tumeurs malignes). *Journ. of Can., Res., t. III,* 1918. N° 3, *p.* 227. **B. I. P.,** *p.* 295.

3. — **S. L. ROHDENBURG et F. D. BULLOCK-** — Transplantable Sarcomata of the rat liver arising in the walls of parasitic cysts (Sarcome transplantable du foie de rat prenant origine dans les parois des kystes parasitaires). *Journ. of Canc., Res., t. I. Janv.* 1916. **B. I. P.,** *p.* 297.

4. — **J. FIBIGER.** — On spiroptera Carcinomate and their relation to true malignant Tumors ; with some remarks on Cancer age (sur les carcinomes à Spiroptera et leur relation avec les tumeurs malignes, avec remarques sur l'âge du cancer). *Journ. of Cancer Res., t. IV, Oct.,* 1919, *p.* 367. **B. I. P.,** *p.* 297.

5. — **K. SECHER.** — Untersuchungen über die Wirkung der Haterfütterung auf die Zunge von Ratten (Ulzerationsbildung ; Karzinomentwicklung). (Influence de 'alimentation à l'avoine sur la langue des rats. Formation d'ulcères ; développement de carcinomes). *Zeitschr. f. Krebsf. t. XVII,* 1919. **B. I. P.,** *p.* 298.

8. — **G. MIESCHER.** — Ein Beitrag zur epithelialen Genese de malignen Melanome der Haut (sur l'origine épithéliale des melanomes malins de la peau). *Centr. f. Allg. Path., u. pathol. Anat., t. XXX, N°* 14, 1919, *p.* 354-364. **B. I. P.,** 298.

9. — **A. RODELLA.** — Krebs der speiserohre mit Lungen brand und eigenartiger bakteriologischer Befund desselben (cancer de l'œsophage avec gangrène du poumon ; étude bactériologique). *Médiz. Klinik, N° 44, 1919. B. I. P., p. 300.*

IV. — CHIMIE DES TUMEURS ; TRAITEMENT

(Bulletn de l'Institut Pasteur, T. XVIII, 30 rovembre 1920)

1. — **E. FREUND et S. KAMINER.** — Ueber karzinolytische organische Saüren (Sur les acides organiques carcinolytiques). *Wien. klin. Woch., 1919 N° 46. p. 1105.* **B. I. P.,** *p.* 729.

2. — **RUTH C. THÉIS et W. S. STONE.** — Chemical Composition of the blood in Cancer. *Journ. of Cancer Res., t. IV 1919, p. 349-366.* **B. I. P.,** *p. 730.*

3. — **G.-L. ROHDENBURG.** — The Glycemic reaction in its relation to transplantable malignant tumors. *Journ. of Cancer Res., t. V, 1920, p. 279.* **B. I. P.,** *p. 730.*

4. — **BOYKSEN.** — Biochemische Reaktionen bei Karzinom (Réactions biochimiques des carcinomes). *Münch. mediz. Woch., 1919, p. 93.* **B. I. P.,** *p. 731.*

5. — **R. SOMOGYI.** — Experimentelle onkologische Studien. *Zeitschr. f. Krebsforsch., t. XVII. 1919.* **B. I. P.,** *p. 732.*

6. — **P. GRAWITZ.** — Physiologie der Karzinome. *Deutsche med. Woch., 1917, p. 961.* **B. I. P.,** *p. 732.*

7. — **E. HARTIG.** — Ueber die Entsehung des Karzinoms (sur l'origine des carcinomes). *Zeitschr. f. Krebsf., t. XVII, 1919, p. 110.* **B. I. P.,** *p. 733.*

V. — ETIOLOGIE DU CANCER

(Bulletin de l'Institut Pasteur, T. XIX, 30 Janvier 1921)

1. — **D. von HANSEMANN.** — Das Problem der Krebsmalignität (Le problème de la malignité du cancer). *Zeitschr. f. Kresbsf., t. XVII, 1919, p. 172* **B. I. P.,** *p. 61.*

2. — **A. PAINE.** — The origin of cancer. *Lancet,* N° 5066, *Octobre* 1920, *p.* 693. **B. I. P.,** *p.* 62.

3. — **K. NEUBURGER.** — Ueber postmortale Pigmentbildung der Haut (La formation de pigment cutané après la mort). *Manch. mediz. Woch.,* N° 26, 25 *Juin* 1920 **B. I. P.,** *p.* 63.

4. — **L. KEPINOW** (Inst. pathol. gén. Acad. méd. milit. Pétrograde). De la résistance au cancer des Souris préparées par injections répétées de tissu cancéreux chauffé. *C. R. Soc. Biologie, t. LXXXIII, p.* 785. **B. I. P.,** *p.* 64.

5. — **V. KORENTCHEVSKY.** (Labor. Pathol. expér. Acad. méd. Pétrograde). Influence de la Sécrétion interne sur les tumeurs des chiens. *C. R. Soc. Biologie, t. LXXXIII,* 23 *Mai* 1920, *p.* 779.

     — Influence de la sécrétion interne et de l'autolysat sur les tumeurs des rats. *Ibid., p.* 781.

     — Influence de la sécrétion interne sur les tumeurs des souris. *Ibid., p.* 783. **B. I. P.,** *p.* 64.

VI. — TRAITEMENT DES TUMEURS MALIGNES

(Bulletin de l'Institut Pasteur, T XIX, 15 Mai 1921)

1. — **B. LEDOUX-LEBARD.** — La radiothérapie des tumeurs malignes. *Journ. méd. français. t. X* N° 3, *Mars* 1921. **B. I. P.,** *p.* 326.

2. — **E. OPPERT.** — Etat actuel de la radiumthérapie, indications et contre-indications. *Journ. méd. français, t. X,* N° 3, Mars 1921. **B. I. P.,** 327.

3. — **P. MORNARD.** — Sur le traitement radiothérapique de fibromyomes de l'utérus. *Revue de chirurgie,* N° 3, 1920, *p.* 244. **B. I. P.,** *p.* 329.

5. — **A. DESJARDINS.** — De l'emploi du radium en gynécologie. *Paris chirurgical,* N° 6, 1920. **B. I. P.,** *p.* 330.

6. — **M. CAZIN.** — De la fréquence de la dégénerescence mali-
gne des fibromes utérins et des conséquences que l'on doit
en tirer au pont de vue thérapeutique. *Soc. Médec. de
Paris*, 9 avril 1920. **B. I. P.,** 331.

7. — **H. RUBENS-DUVAL** (rapport de Cazin). — Un cas de
cancer inopérable du col de l'utérus traité par le radium
en 1920. *Paris-Chirurgical, N° 6, 1920.* **B. I. P.,** p. 332.

8. — **NICOLAS ATTER.** — Histological changes of the différent types of Carcinoma after exposure to Radium rays.
Study N° II (les changements histologiques survenant dans
divers types de carcinomes sous l'influence de radium).
Journ. of Méd. Res., t. XLI, N° 4, Mai 1920. **B. I. P.,**
p. 332.

9. — **C. REGAUD.** — Le cancer de la langue, principes de son
traitement par les radiations. *Paris-Méd., 2 Avril 1921.* **B.
I. P.,** p. 333.

10. — **H. RUBENS-DUVAL.** — Radiumthérapie et défense de
l'organisme contre le cancer épithélial. *Journ. Médic. français, N° 3, Mars 1921.* **B. I. P.,** p. 334.

11. — **C. LEWIN.** — Zur Immunothérapie des Krebses (L'immu-
no-thérapie du cancer). *Berl. klin. Woch.*, 29 décembre
1919. **B. I. P.,** p. 335.

VII. — TUMEURS DES OISEAUX ; CANCER

(Bulletin de l'Institut Pasteur, T. XIX, 30 Novembre 1921)

1. — **E. PENTIMALLI.** — Quinto Tumore traplantabile essicca-
bile e filtrabile del Polli (5e tumeur de la poule transplantable après dessication et filtration). *Rendiconti d. R. Accad. dei Lincei, t. XXV, 19 nov. 1916.* **B. I. P.,** p. 807.

2. — **F. PENTIMALLI.** — Lesiono dei tessuti comme fattori di
svilluppo dei tumori sperimentali. *Acrchivio di Biologia
normale e patologica, t. LXX, fasc. III-IV, Mai-Août 1916.*
B. I. P., p. 807.

3. — **F. PENTIMALLI.** — Sull' infettivita del sangue del Polli affetti da Tumori sperimentali. *Rendiconti d. R. Accad. dei Lincei, t. XXVIII*, 30 nov. 1919. **B. I. P.,** p. 808.

4. — **F. PENTIMALLI.** — Azione di alcune sostanze chimiche sulla capacita di trapianto dei tumori dei polli. *Riforma Medica, Ann. XXXIII, N⁰ 15*, 1917. **B. I. P.,** p. 809.

5. — **F. PENTIMALLI.** — Sulla filtrabilita del virus del sarcoma di Rous. *Gaz Intern. di Med. chir. Igiene, Inter. Profess. Napoli,* 1919. **B. I. P.,** p. 810.

6 — **A. PEYRON.** — Sur la dédifférenciation et l'évolution néoplasique des fibres musculaires striées dans le sarcome infectieux des oiseaux. *C. R. Soc. Biol. t. LXXX.'V*, 8 Janvier 1921, p. 19. **B. I. P.,** p. 811.

7. — **A. PEYRON.** — Développement de metastases ovariennes rhabdmyomateuses dans l'évolution expérimentale de la tumeur infectieuse des oiseaux. *C. R. Soc. Biol., t. LXXXV*, 15 oct., 1921. **B. I. P.,** p. 811.

8. -- **YUTAKA KON et TAMOTSU FUGI** (Tokio). — Inoculation of sarcomatous tumors into negro fowls, with special reference to the significance of chromatophores. *Journ. of Canc. Res., t. VI, Janvier* 1921. **B. I. P.,** p. 812.

9. — **A. de COULON** (Inst. Hyg. Strasbourg). — Etude du pigment retiré d'un mélanome du cheval. *C. R. Soc. Biol., t, LXXXIII*, 2 Nov., 1920. **B. I. P.,** p. 813.

10. — **F. BULLOCH et M. R. CURTIS** (columbia Univ., New-York) The expermental production of sarcoma of the liver of rats. *Proc. New-York Path. Soc. n. s. t. XX*, oct.-déc. 1920. **B. I. P.,** p. 814.

11. — **PETIT et PEYRON.** —'Sur l'origine sertolienne de l'epithelioma seminifère chez le chien. *C. R. Soc. Biol., t. LXXXIV*, 12 Mars 1921, *page* 489. **B. I. P.,** p. 815.

12. — **A. PEYRON.** — Sur le mode de développement des tumeurs de la glande interstitielle du testicule chez le cheval. *C. R. Soc. Biol. t. LXXXIV*, 5 Mars 1921, *p.* 461. **B. I. P.,** *p.* 816.

13. — **M. LŒPER et J. TONNET.** — L'accroissement paradoxal des albumines du sérum de certains cancéreux. *C. R. Soc. Biol., t. LXXXIII*, 10 Juillet 1920. **B. I. P.,** p. 816.

14. — **LŒPER, FORESTIER et TONNET.** — La parenté des albumines, des tumeurs et du sérum des cancéreux prouvés par l'anaphylaxie. *C. R. Soc. Biol., t. LXXXIII*, 17 Juillet 1920. **B. I.P.,** *p.* 816.

15. — **LŒPER et J. TONNET.** — La prédominance de la glo- buline dans le sérum des Cancéreux. *C. R Soc. Biol., t. LXXXIII*, 24 Juillet 1920. **B. I. P.,** *p.* 817.

16. — **LŒPER, DEBRAY et J. TONNET.** — L'action de la radiothérapie sur le passage dans le sérum des albumines des tumeurs. *C. R. Soc. Biol., t. LXXXV*, 9 Juillet 1921. **B. I. P.,** *p.* 817.

EXPLICATION DES PLANCHES

PLANCHE I

Figure 1. — Greffe des maxillaires revêtus de la peau, âgée de 40 jours. Formation des poils. C, cartilage adulte ; P. poils. Grossissement : 80. P¹, poils à un plus fort grossissement : 225.

Figure 2. — Maxillaires embryonnaires au moment de la greffe : témoin de la figure 1. P. ébauche des poils ; **d,** dents en formation ; C, cartilage embryonanire. Grossissement : 50.

PLANCHE II

Figure 1. — Bourgeon dentaire embryonnaire au moment de la greffe : témoin de la figure 2. Grossissement : 250.

Figure 2. — Greffe des maxillaires âgée de 27 jours. Développement des dents ; **p,** pulpe dentaire ; **i,** ivoire ; **e,** émail. Grossissement : 62.

PLANCHE III

Figure 1. — Greffe de la langue, âgée de 30 jours. M, muscles striés de la langue ; ML, muqueuse linguale. Grossissement : 35.
M¹, muscles strié. à un plus fort grossissement : 450.

Figure 2. — Greffe du fémur, âgée de 60 jours. Ossification du cartilage.
C, cartilage sérié ; O, travées osseuses. Grossissement : 162.

PLANCHE IV

Figure 1. — Greffe d'un embryon entier de rat (de 6 à 7 jours), âgée de 42 jours. Développement du tissu nerveux. N, cellules nerveuses. Grossissement : 230.

Figure 2. — Rat porteur d'une greffe d'intestin, âgée de 3 mois. Grandeur naturelle.

Figure 3. — Rat porteur d'une greffe d'intestin, âgée de 138 jours. Grandeur naturelle.

Planche V

Figure 1. — Greffe d'intestin, âgée de 21 jours. Aspect général. M, muqueuse intestinale ; Gl, glandes de Lieberkühn ; **mm', muscularis mucosae.** Grossissement : 50.

Figure 2. — Anses intestinales embryonaires au moment de la greffe : témoin de la figure 1. Grossissement : 50.

Planche VI

Figure 1. — Greffe des maxillaires, âgée de 66 jours après l'injection du filtrat n° 1 (filtrat sur papier). Les trainées des cellules épithéliales d'aspect atypique. PK, paroi kystique revêtue de tissu épithélial pavimenteux ; D, digitations formées par des cellules épithéliales atypiques. Grossissement : 120.

Figure 2. — Greffe des maxillaires âgée de 43 jours après l'injection du filtart n° 3 (sur la bougie). Les digitations de tissu épithélial pavimenteux formées par des cellules épithéliales atypiques. K, figures karyokinétiques. Grossissement : 240.

Planche VII

Figure 1 — Greffe d'intestin âgée de 70 jours après l'injection du filtrat de la tumeur n° 1. La discontinuité d'épithélium de la muqueuse intestinale et son orientation atypique. Ep, épithélium de la muqueuse intestinale. Grossissement : 80.

Figure 2. — Greffe d'intestin âgée de 78 jours après l'injection du filtrat n° 3 (sur la bougie). Prolifération d'épithélium glandulaire, caractère atypique des éléments épithéliaux. Ep, épithélium bourgeonnant ; K, figures karyokinétiques. Grossissement : 235.

Planche VIII

Figure 1. — Greffe d'intestin, âgée de 21 jours. Sécrétion du mucus. Gl, glandes ed Lieberkühn ; M, muqueuse intestinale ; Mm, **muscularis mucosae, m,** mucus. Grossissement : 70.

Figure 2. — Greffe de la paroitde embryonnaire, âgée de 37 jours. Aspect général de la glande. C, canaux revêtus par l'épithélium mince ; M, mulitplication des élméents épithéliaux. Grossissement : 90. E, éléments épithéliaux se divisant par clivage et par karyokinèse. Grossissement : 420.

Figure 3. — Greffe des yeux embryonnaires, âgée de 41 jours. Co, développement de l'épithélium stratifié pavimenteux de la conjonctive oculaire : CM, cellules muqueuses réparties en groupes dans l'épithélium de la conjonctive ; Gl, glande lacrymale. Grossissement : 80.

TABLE DES MATIÈRES

I. — TITRES ET FONCTIONS 5

II. — MÉMOIRES ET COMMUNICATIONS (liste chro-
logique) 11

III. — GREFFES EMBRYONNAIRES 13

    a) Transplantation de l'intestin du rat sous la peau
de l'animal adulte de la même espèce 15

    b) Recherches expérimentales sur les Greffes Em-
bryonnaires 19

    c) Recherches des ferments contenus dans les Gref-
fes d'intestin embryonnaire 47

    d) A propos de la présence élective de l'entérokinase
dans les Greffes d'intestin Embryonnaire 49

TRAITEMENT DES PLAIES DE GUERRE 51

    a) Sur l'emploi méthodique des antiseptiques basé
sur l'examen bactériologique du pus dans le traitement des plaies infectées 53

    b) De l'emploi de l'eau de Javel dans le traitement
des plaies infectées 56

    c) L'emploi de l'eau de Javel du commerce dans le
traitement des plaies infectées 69

    d) De l'emploi des antiseptiques dans le traitement
des plaies infectées 73

SÉRUM ANTISTREPTOCOCCIQUE 77

 a) Recherches expérimentales sur l'immunité antistreptococcique 79

 b) Pouvoir pathogène et virulence des streptocoques 83

 c) Contribution l'étude du traitement des infections
  puerpérales streptococciques par un sérum antistreptococcique préparé suivant une méthode
  nouvelle 85

 d) Infection puerpérale et le sérum antistreptococcique préparé d'après une méthode nouvelle 92

ANALYSES 129

 a) Tumeurs et parasites 131

 b) Pathogène et croissance des tumeurs 132

 c) Cancer expérimental et étiologie des tumeurs.... 134

 d) Chimie des tumeurs ; traitement 135

 e) Etiologie du cancer 135

 f) Traitement des tumeurs malignes 136

 g) Tumeurs des oiseaux ; cancer 137

9 782329 178424